2017

Inhaltsverzeichnis

Vorwort

Viele Hochschulen, die Medizin als Studiengang anbieten, verlangen mittlerweile für die Besetzung eines Teils der Studienplätze einen Test, bei dem die Schulkenntnisse der Bewerberin/des Bewerbers in naturwissenschaftlichen Fächern abgefragt werden. Dazu zählt auch der HAM-Nat-Test, der an der Universität Hamburg Eppendorf, an der Medizinischen Fakultät des Universitätsklinikums Magdeburg und an der Charité - Universitätsmedizin Berlin absolviert werden muss. Das vorliegende Werk enthält vier HAM-Nat-Testsimulationen mit je 80 Fragen aus Mathematik, Physik, Chemie und Biologie. Die Verteilung nach Fächern, der Inhalt und der Schwierigkeitsgrad ähneln denen eines realistischen HAM-Nat-Tests, so wie er in den letzten Jahren durchgeführt wurde.

Die Aufgaben haben jeweils nur eine richtige Lösung. Die Lösungen befinden sich am Ende einer jeden Testsimulation. Rechenaufgaben sind ohne Taschenrechner zu berechnen. Es wurden bewusst auch solche Aufgaben gestellt, bei denen Dezimalzahlen vorkommen; solche Aufgaben können auch durch Abschätzen gelöst werden.

Das vorliegende Werk erhebt keinerlei Anspruch auf Vollständigkeit. Es ist nach bestem Wissen und Gewissen entstanden und beinhaltet die Themen und Art der Fragen, wie sie in einem realen HAM-Nat-Test gestellt werden. Dabei stützen wir uns auf Informationen von ehemaligen Test-Teilnehmern, für die wir uns an dieser Stelle sehr herzlich bedanken. Außerdem bedanken wir uns sehr herzlich bei den Herren Dr. Reiner Gottschall von der Fachhochschule Offenburg und Dr. Olaf Gutschker von der BTU Cottbus-Senftenberg für das Korrekturlesen.

Bei Anmerkungen und Kommentaren zu diesem Buch bzw. auch bei offenen Fragen sind wir jederzeit auf unserer Facebook-Homepage „Ham-Nat PrepMed“ erreichbar. Wir wünschen allen HAM-Nat-Teilnehmern ganz viel Glück und Erfolg.

Dr. Tyno Abdul-Redah, Dr. Juliane Boll
Berlin, Dezember 2017

1. Testsimulation I (Lösungen: Seite 15)

1. Wie müssen die Seiten eines Quadrats und die Kraft verändert werden, damit sich der Druck versechsfacht?

    (a) Die Seiten müssen halbiert werden und die Kraft muss auf 150 % steigen.

    (b) Die Seiten und die Kraft müssen halbiert werden.

    (c) Die Seiten müssen um 150 % steigen und die Kraft muss halbiert werden.

    (d) Die Seiten und die Kraft müssen verdoppelt werden.

    (e) Die Seiten müssen verdoppelt werden und die Kraft muss um 150 % steigen.

2. Welche der folgenden Zuordnungen bezüglich der Art der Hybridisierung, Bindungsgeometrie und -winkel am C-Atom ist korrekt?

    (a) sp, linear, 109,5°

    (b) sp^2, linear, 180°

    (c) sp, linear, 120°

    (d) sp^3, tetraedrisch, 180°

    (e) sp^3, tetraedrisch, 109,5°

3. Worum handelt es sich beim Barr-Körperchen?

    (a) Gehirnabschnitt zur Messung des Blutdrucks

    (b) Knöchelchen zum Druckausgleich im Ohr

    (c) Alkoholrezeptoren

    (d) kondensiertes X-Chromosom

    (e) Gerät zur Messung des Augeninnendrucks

4. Wie groß ist $[H_3O^+]$ in einer 0,01 M Kalilauge-Lösung?

    (a) 10^{-2} mol/L

    (b) 10^{-12} mol/L

    (c) $0{,}5 \cdot 10^{-7}$ mol/L

    (d) 10^{-13} mol/L

    (e) $0{,}5 \cdot 10^{-13}$ mol/L

5. Wie wird bei Individuuen in der F1-Generation die Ausprägung eines neuen Phänotyps durch Mischung väterlicher und mütterlicher Allele genannt?

    (a) dominanter Erbgang

    (b) rezessiver Erbgang

    (c) intermediärer Erbgang

    (d) mitochondrialer Ergang

    (e) codominanter Erbgang

6. Welche der angegebenen Wechselwirkungen ist am stärksten?

   (a) fluktuierender Dipol-induzierter Dipol

   (b) Wasserstoffbrückenbindung

   (c) permanenter Dipol-permanenter Dipol

   (d) Ion-permanenter Dipol

   (e) permanenter Dipol-induzierter Dipol

7. Eine Lösung, die Aluminiumnitrat und Kaliumnitrat enthält, enthält 8 mmol Nitrat-Ionen in 100 mL Lösung. Wie groß ist die Aluminiumnitrat-Konzentration, wenn beide Salze die gleiche Konzentration haben?

   (a) $2 \cdot 10^{-2}$ mol/L

   (b) 10^{-2} mol/L

   (c) $4 \cdot 10^{-2}$ mol/L

   (d) $8 \cdot 10^{-1}$ mol/L

   (e) $4 \cdot 10^{-1}$ mol/L

8. Ein Gefäß mit einem Fassungsvermögen von 3000 mL enthält 0,02 mol Methan. Wieviele C-Atome und wieviele H-Atome sind im Gefäß enthalten?

   (a) C: $1{,}2 \cdot 10^{22}$; H: $4{,}8 \cdot 10^{22}$.

   (b) C: $0{,}6 \cdot 10^{22}$; H: $1{,}2 \cdot 10^{22}$.

   (c) C: $1{,}8 \cdot 10^{22}$; H: $2{,}4 \cdot 10^{23}$.

   (d) C: $1{,}2 \cdot 10^{23}$; H: $4{,}8 \cdot 10^{23}$.

   (e) C: $2{,}4 \cdot 10^{23}$; H: $0{,}6 \cdot 10^{22}$.

9. Welcher Zusammenhang gilt für die pK_S-Werte der Protolyse-Schritte einer zweiprotonigen Säure (z.B. Schwefelsäure), wenn für den ersten Protolyse-Schritt $pK_{S,1}$ und für den zweiten Protolyse-Schritt $pK_{S,2}$ gilt?

   (a) $pK_{S,1} > pK_{S,2}$

   (b) $pK_{S,1} = pK_{S,2}$

   (c) $pK_{S,1} + pK_{S,2} = 14$

   (d) $pK_{S,1} \cdot pK_{S,2} = pK_W$

   (e) $pK_{S,1} < pK_{S,2}$

10. Welche Aussage zu Aromaten ist richtig?

    (a) Sie verfügen über $4n + 2$ isolierte π-Elektronen mit $n = 0, 1, 2, ...$

    (b) Sie verfügen über sp^3-hybridisierte C-Atome.

    (c) Sie enthalten nur σ-Bindungen.

    (d) Sie sind mesomeriestabilisiert.

    (e) Es handelt sich um kettenförmige Verbindungen.

11. Wieviele H-Atome sind in 2 mol Saccharose enthalten?

    (a) 12

    (b) 22

    (c) $1{,}2 \cdot 10^{24}$

    (d) $1{,}32 \cdot 10^{25}$

    (e) $2{,}64 \cdot 10^{25}$

12. Welche der folgenden Verbindungen ist kein Polysaccharid?

    (a) Glycogen

    (b) Amylose

    (c) Cellulose

    (d) Stärke

    (e) Maltose

13. Das Aktionspotential inklusive der Refraktärzeit dauert 4 ms. Mit welcher Frequenz ist die Nervenreizweiterleitung maximal möglich?

    (a) 100 Hz

    (b) 150 Hz

    (c) 200 Hz

    (d) 250 Hz

    (e) 300 Hz

14. Welche der folgenden Elektronenkonfigurationen ist erlaubt, stellt aber nicht den niedrigsten möglichen Energiezustand dar?

    (a) 2s: [↑] 2p: [↑↓][↑][↓]

    (b) 2s: [↑] 2p: [↑↑][↑][↓]

    (c) 2s: [↑↑] 2p: [↑↓][↑][↓]

    (d) 2s: [↑↓↑] 2p: [↑][↑][↓↓]

    (e) 2s: [↑↓] 2p: [↑↓][↑][↑]

15. Welches der folgenden Verbindungen hat das größte molekulare Dipolmoment?

    (a) CH_4

    (b) $CClH_3$

    (c) CCl_3H

    (d) CCl_2H_2

    (e) CF_4

16. In welcher Beziehung stehen die beiden abgebildeten Moleküle zu einander?

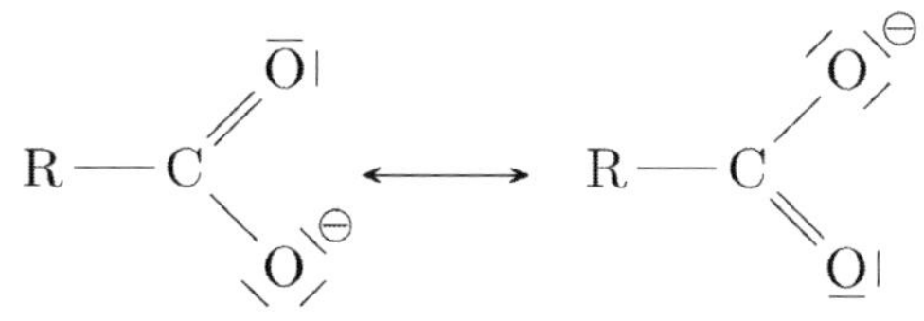

    (a) Es handelt sich um Isomere.

    (b) Die beiden Moleküle stehen im chemischen Gleichgewicht zu einander.

    (c) Es handelt sich um zwei verschiedene Aggregatzustände des gleichen Stoffes.

    (d) Es handelt sich um Mesomere.

    (e) Es handelt sich um eine Elektronenübertragungsreaktion.

17. Wieviele Valenzelektronen hat ein Element im neutralen Zustand, das im dreifach negativ geladenen Zustand 18 Elektronen hat?

    (a) 15

    (b) 7

    (c) 18

    (d) 5

    (e) 3

18. Die molare Masse einer gegebenen Brönsted-Base sei $M_B = 91\,\text{g/mol}$ und ihre Ladung sei $z_B = -3$. Wie groß ist die molare Masse M_S und die Ladung z_S ihrer konjugierten Säure?

    (a) $M_S = 92;\ z_S = -2$

    (b) $M_S = 91;\ z_S = -3$

    (c) $M_S = 90;\ z_S = +1$

    (d) $M_S = 95;\ z_S = +2$

    (e) Lässt sich ohne weitere Angaben nicht lösen.

19. In einem DNA-Abschnitt sind 120 Wasserstoffbrückenbindungen vorhanden. In diesem DNA-Abschnitt sind 20 Basen Cytosin eingebaut. Wieviele Adenin-Basen müssen eingebaut sein?

    (a) 20

    (b) 30

    (c) 40

    (d) 50

    (e) 60

20. In einem DNA-Abschnitt sind 40 Basen Cytosin vorhanden. Wieviele Basen Thymin liegen vor?

    (a) 45

    (b) 40

    (c) 35

    (d) 30

    (e) 25

21. Was ist der Logarithmus von 0,125 zur Basis 0,5?

    (a) −3

    (b) 3

    (c) −2

    (d) 2

    (e) 1

22. Über welchen Bereich erstrecken sich die für den Menschen hörbaren Schallfrequenzen?

    (a) 16 Hz - 16 kHz

    (b) 20 kHz - 250 kHz

    (c) 0,2 Hz - 20 kHz

    (d) 200 kHz - 3 MHz

    (e) 16 Hz - 60 Hz

23. Wie große ist das Volemen eines 20 m hohen Hauses, das einen quadratischen Grundriss mit einem Umfang von 40 m und ein 3 m hohes pyramidenartigen Dach hat?

    (a) $2{,}1 \cdot 10^3\,\mathrm{m}^3$

    (b) $4{,}2 \cdot 10^3\,\mathrm{m}^3$

    (c) $1{,}5 \cdot 10^4\,\mathrm{m}^3$

    (d) $2{,}1 \cdot 10^6\,\mathrm{m}^3$

    (e) $3{,}8 \cdot 10^4\,\mathrm{m}^3$

24. Wieviel g Wasser werden für die Hydrolyse von $1{,}2 \cdot 10^{24}$ Fettmolekülen benötigt? (M(O) = 16 g/mol; M(H) = 1 g/mol)

    (a) 36 g

    (b) 18 g

    (c) 108 g

    (d) 216 g

    (e) 72 g

25. Welche Bindung ist für Disaccharide charakteristisch?

    (a) Ester-Bindung

    (b) O-glycosidische Bindung

    (c) Ether-Bindung

    (d) Peptid-Bindung

    (e) Amid-Bindung

26. Welcher Erbgang liegt bei der Erbkrankheit mit folgendem Stammbaum am ehesten vor?

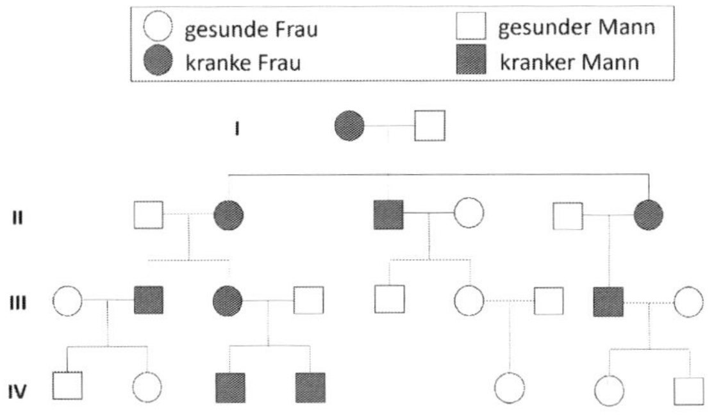

(a) autosomal-dominant

(b) autosomal-rezessiv

(c) X-chromosomal dominant

(d) Y-chromosomal

(e) mitochondrial

27. Ein Kran muss eine Last von 500 kg in 10 s vom Boden aus auf eine Höhe von 20 m anheben. Welche Leistung muss sein Elektromotor dafür erbringen?

(a) 1 kW

(b) 10 kW

(c) 0,1 kW

(d) 100 kW

(e) 1 MW

28. Wieviel mL 0,1 M Salzsäure-Lösung ist für die Neutralisation einer Lösung, die 0,8 g Natriumhydroxid enthält nötig? (M(Na) = 23 g/mol; M(H) = 1 g/mol; M(O) = 16 g/mol):

(a) 50

(b) 0,2

(c) 10

(d) 200

(e) 20

29. Um welchen Faktor verändert sich der Betrag der Coulomb-Kraft zwischen zwei Ladungen q_1 und q_2, wenn sowohl beide Ladungen als auch der Abstand zwischen ihnen verdoppelt wird?

(a) Sie bleibt unverändert.

(b) Sie steigt um den Faktor 2.

(c) Sie sinkt um den Faktor 2.

(d) Sie steigt um den Faktor 4.

(e) Sie sinkt um den Faktor 4.

30. Welches dieser Enzyme ist NICHT abhängig von ATP?

(a) Topoisomerase I

(b) Topoisomerase II

(c) Na^+/K^+-ATPase

(d) Helikase

(e) Proteinkinase

31. Welche Aussage zur Ausbreitung von Wellen ist richtig?

(a) Licht- und Schallwellen können sich im Vakuum ausbreiten.

(b) Weder Licht- noch Schallwellen können sich im Vakuum ausbreiten.

(c) Lichtwellen können sich im Vakuum ausbreiten, während Schallwellen immer ein Medium brauchen.

(d) Schallwellen können sich im Vakuum ausbreiten, während Lichtwellen immer ein Medium brauchen.

(e) Schallwellen sind transversale Wellen, elektromagnetische Wellen sind longitudinale Wellen.

32. 100 mL einer 0,0025 M Calciumhydroxid-Lösung wurde mit Wasser auf 500 mL verdünnt? Wie groß ist der pH-Wert der so hergestellten Lösung?

    (a) 7

    (b) 10

    (c) 3

    (d) 11

    (e) 9

33. Gregor Mendel war Mitbegründer der Genetik. Welche Charakteristika brachten die Pflanzen, die er züchtete NICHT mit?

    (a) langsames Wachstum

    (b) einfach zu verfolgende Merkmale

    (c) zu Beginn der Experimente eine Sortenreinheit

    (d) hohe Zahl an Nachkommen

    (e) schnelles Wachstum

34. Welche der folgenden Verbindungen ist unpolar?

    (a) SO_2

    (b) H_2O

    (c) NF_3

    (d) CH_3OH

    (e) SO_3

35. Wieviel g Wasser werden für die Hydrolyse von 2 mol Esterbindungen benötigt?

    (a) 36 g

    (b) 9 g

    (c) 62 g

    (d) 18 g

    (e) 24 g

36. Mit welchem Startcodon beginnt jede mRNA beim Eukaryoten, welches für welche Aminosäure codiert?

    (a) GUA $\longrightarrow$ Valin

    (b) AGU $\longrightarrow$ Serin

    (c) AUG $\longrightarrow$ Methionin

    (d) GAU $\longrightarrow$ Asparaginsäure

    (e) CUA $\longrightarrow$ Leucin

37. Welche Aussage bezogen auf eine elektrochemische Zelle, die aus den folgenden Halbzellen unter Standardbedingungen besteht, ist richtig?

    $Pb^{2+} + 2\,e \longrightarrow Pb \qquad E_0 = -0{,}13\,V$
    $Al^{3+} + 3\,e \longrightarrow Al \qquad E_0 = -1{,}67\,V$

    (a) Die Reduktion von Aluminium durch Blei ist exergon.

    (b) Aluminium ist hier das Oxidationsmittel.

    (c) Die Oxidation von Blei durch Aluminium ist mit $\Delta G < 0$ verbunden.

    (d) Blei lässt sich durch Aluminium oxidieren, indem man eine Gegenspannung von mindestens 1,54 V anlegt.

    (e) Die Spannung, die so eine Zelle liefert ist gleich −1,80 V.

38. Ein Fadenpendel mit der Fadenlänge von 2 m wird um den Winkel von 24° ausgelenkt. Welche Maximalgeschwindigkeit kann die am Faden hängende Masse von 100 g nach dem Loslassen erreichen?
    sin(24°)=0,4; cos(24°)=0,9; tan(24°)=0,45

    (a) 2 m/s

    (b) 5 m/s

    (c) 6 m/s

    (d) 10 m/s

    (e) 4 m/s

39. Wieviele Orbitale sind in der M-Schale eines Atoms vorhanden?

    (a) 1

    (b) 3

    (c) 5

    (d) 7

    (e) 9

40. Wieviele sp^2-hybridisierte C-Atome sind im folgenden Molekül enthalten?

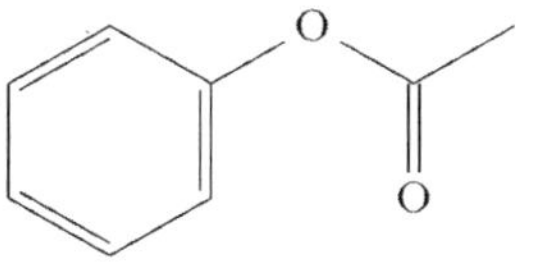

    (a) 1

    (b) 3

    (c) 5

    (d) 7

    (e) gar keine

41. Welche der angegebenen Strecken ist die längste?

    (a) $3{,}2 \cdot 10^9\,\mathrm{nm}$

    (b) $3{,}3 \cdot 10^5\,\mu\mathrm{m}$

    (c) $3{,}4\,\mathrm{m}$

    (d) $3{,}5 \cdot 10^{-4}\,\mathrm{km}$

    (e) $3{,}3 \cdot 10^5\,\mathrm{pm}$

42. Welche der folgenden Verbindungen ist kein Ampholyt in Wasser?

    (a) H_2O

    (b) HNO_3

    (c) HCO_3^-

    (d) Aminosäure

    (e) HPO_4^{2-}

43. In welche Richtung erfolgt das Ablesen der mRNA während der Translation der Proteinbiosynthese?

    (a) 3' nach 5'

    (b) 5' nach 3'

    (c) 5' nach 5'

    (d) 2' nach 5'

    (e) 5' nach 2'

44. Während der Mitose werden die Schwesterchromatiden voneinander getrennt. Wieviel der ursprünglichen Erbinformation ist im Anschluss einer Mitose in den jeweiligen Tochterzellen vorhanden?

    (a) 25 %

    (b) 40 %

    (c) 50 %

    (d) 75 %

    (e) 100 %

45. Wie ist die Artenverwandtschaft am besten zu belegen?

    (a) Vergleiche des Phänotyps

    (b) Vergleiche des Verhaltens

    (c) Sequenzvergleiche von DNA-Basenabfolgen

    (d) Vergleiche des Artennamens

    (e) Vergleiche der Herkunft

46. Ordnen Sie die Phasen der Prophase I der Meiose der richtigen Reihenfolge zu!
    (a) Leptotän - Zygotän - Pachytän - Diakinese - Diplotän
    (b) Zygotän - Leptotän - Diplotän - Pachytän - Diakinese
    (c) Diakinese - Pachytän - Leptotän - Zygotän - Diplotän
    (d) Leptotän - Zygotän - Pachytän - Diplotän - Diakinese
    (e) Diplotän - Diakinese - Zygotän - Leptotän - Pachytän

47. Welchen pH-Wert hat eine einprotonige Säure mit der Konzentration 10^{-3} mol/L, wenn der pK_B-Wert ihrer konjugierten Base 5 beträgt?
    (a) 6
    (b) 5
    (c) 4
    (d) 7
    (e) 3

48. Welche Aussage bezüglich des Vorgangs $H_2O(l) \longrightarrow H_2O(s)$ ist richtig?
    (a) Es handelt sich um einen Schmelzvorgang.
    (b) Bei diesem Vorgang wird Wärme aufgenommen.
    (c) In festem Wasser ziehen sich die Wassermoleküle durch van-der-Waals-Kräfte an.
    (d) Bei diesem Prozess steigt die Entropie von Wasser.
    (e) Nach diesem Vorgang ist die Dichte von Wasser niedriger.

49. Welche Funktion wird NICHT von Mitochondrien übernommen?
    (a) Kalziumspeicher
    (b) ATP-Synthese
    (c) Steroidhormon-Synthese
    (d) Harnstoffsynthese
    (e) Lipid-Synthese

50. Welche Evolutionstheorie vertrat Jean Baptiste de Lamarck?
    (a) Er erklärte, dass alle Individuen von Geburt an mit Mutationen auf die Welt kommen.
    (b) Als Anhänger der Schöpfungstheorie vertrat er die Meinung, dass Gott die Menschen erschuf.
    (c) Er prägte den Begriff „survival of the fittest".
    (d) Die Vererbung von Eigenschaften, welche zu Lebzeiten erworben wurden.
    (e) Die Vererbung von Eigenschaften, welche durch das Genom festgelegt sind.

51. Woraus bestehen Ribosomen?
    (a) rRNA und Proteine
    (b) mRNA und Proteine
    (c) hnRNA und Proteine
    (d) snRNA und Proteine
    (e) tRNA und Proteine

52. Was ist ein Ziel der Meiose?

    (a) Erhalt eines haploiden Chromosomensatzes

    (b) Erhalt eines diploiden Chromosomensatzes

    (c) Entstehung von vier identischen Tochterzellen

    (d) Entstehung von zwei identischen Tochterzellen

    (e) Keine genetische Rekombination

53. Wieviel g Wasser entsteht bei der vollständigen Verbrennung von 0,1 mol Propanal? (M(C) = 12 g/mol; M(O) = 16 g/mol; M(H) = 1 g/mol)

    (a) 10,8 g

    (b) 5,4 g

    (c) 21,6 g

    (d) 1,8 g

    (e) 18 g

54. Welches Kohlenhydrat wird bei der Kettenabbruchmethode nach Sanger eingebaut, damit die Kette abbricht?

    (a) Didesoxyribose

    (b) Desoxyribose

    (c) Ribose

    (d) Glukose

    (e) Fruktose

55. Während der Proteinbiosynthese wird im Schritt der Transkription von der DNA welche RNA abgeschrieben, welche den Zellkern niemals verlässt?

    (a) mRNA

    (b) tRNA

    (c) rRNA

    (d) hnRNA

    (e) snRNA

56. Welche Konzentration muss eine Kaliumphosphat-Lösung haben, um eine Gesamtionenkonzentration von 0,12 mol/L zu bekommen?

    (a) 0,12 mol/L

    (b) 0,04 mol/L

    (c) 0,03 mol/L

    (d) 0,02 mol/L

    (e) 0,06 mol/L

57. Wie groß ist der Massenanteil in % eines Stoffes in einer Lösung ($\rho = 1{,}5\,\text{g/cm}^3$), von dem 30 g in 400 mL enthalten ist?

    (a) 3 %

    (b) 2 %

    (c) 4 %

    (d) 1 %

    (e) 5 %

58. Es soll ein Puffer mit einem pH-Wert von 4 hergestellt werden. Welches Konzentrationsverhältnis von Salz zu Säure muss man wählen, wenn der pK_B-Wert der konjugierten Base der an dem Puffer beteiligten Säure 9 beträgt?

    (a) 10:1

    (b) 100:1

    (c) 1:1

    (d) 0,1:1

    (e) 0,01:1

59. Ein Lichtstrahl passiert ein Material (Material 1) mit dem Brechungsindex n_1 und trifft unter dem Einfallswinkel α_1 auf ein anderes Material (Material 2) mit einem Brechungsindex n_2, wobei $n_2 < n_1$. Der Brechungswinkel ist α_2. Welche der folgenden Aussagen ist korrekt?

    (a) Der Lichtstrahl wird zum Lot hin gebrochen.

    (b) Der Einfallswinkel ist kleiner als der Brechungswinkel.

    (c) $sin\alpha_1 > sin\alpha_2$

    (d) Die Lichtgeschwindigkeit in Material 1 ist größer als im Material 2.

    (e) Material 1 hat eine geringere optische Dichte als Material 2.

60. Wie lautet das Massenwirkungsgesetz für die folgende Reaktion im Gleichgewicht?

    $Ca_3(PO_4)_2(s) \rightleftharpoons 3Ca^{2+}(aq) + 2PO_4^{3-}(aq)$

    (a) $K = [Ca^{2+}] \cdot [PO_4^{3-}]$

    (b) $K = \frac{[Ca^{2+}]^3 \cdot [PO_4^{3-}]^2}{[Ca_3(PO_4)_2]}$

    (c) $K = \frac{[Ca_3(PO_4)_2]}{[Ca^{2+}]^3 \cdot [PO_4^{3-}]^2}$

    (d) $K = [Ca^{2+}]^3 \cdot [PO_4^{3-}]^2 \cdot [Ca_3(PO_4)_2]$

    (e) $K = [Ca^{2+}]^3 \cdot [PO_4^{3-}]^2$

61. Die folgende Verbindung

    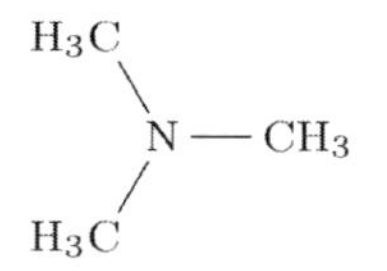

    ist

    (a) eine Aminosäure

    (b) ein primäres Amin

    (c) ein sekundäres Amin

    (d) ein tertiäres Amin

    (e) Ammoniak

62. Die Reaktion welcher Elemente führt zu einer ionischen Verbindung?

    (a) Metall mit Metall

    (b) Nichtmetall mit Nichtmetall

    (c) Metall mit Nichtmetall

    (d) Die Reaktion von zwei Elementen mit hohen Elektronegativitäten.

    (e) Halogen mit Sauerstoff

63. Welcher der folgenden Mechanismen ist kein Wärmetransfermechanismus?

    (a) Konduktion

    (b) Konvektion

    (c) Dispersion

    (d) Strahlungsabsorption

    (e) Alle angegebenen Mechanismen

64. Welche Endtemperatur haben zwei Körper mit der gleichen Wärmekapazität, wenn der eine Körper eine Temperatur von 80 °C und eine Masse von 10 kg und der andere Körper eine Temperatur von 20 °C und eine Masse von 2 kg hat und diese in einem abgeschlossenen System in thermischen Kontakt gebracht werden?

    (a) 30 °C

    (b) 80 °C

    (c) 40 °C

    (d) 70 °C

    (e) 60 °C

65. Welchen Druck übt ein Gas von 1,5 m^3 aus, wenn es bei gleicher Temperatur bei 100 kPa ein Volumen von 2 m^3 einnimmt?

    (a) 67 kPa

    (b) 100 kPa

    (c) 133 kPa

    (d) 300 kPa

    (e) 200 kPa

66. Welche Stromstärke fließt durch einen Schaltkreis, der die in Reihe geschalteten Widerstände $R_1 = 100\,\Omega$, $R_2 = 200\,\Omega$ und $R_3 = 300\,\Omega$ enthält und an dem eine Spannung von 1,2 kV anliegt?

    (a) 2 A

    (b) 2 mA

    (c) 0,2 A

    (d) 0,5 A

    (e) 5 A

67. Das Licht welcher der folgenden Wellenlängen liegt im Bereich der für den Menschen sichtbaren elektromagnetischen Strahlung?

    (a) 0,5 nm

    (b) 5 nm

    (c) 500 nm

    (d) 5000 nm

    (e) 200 nm

68. Mit welcher Wahrscheinlichkeit erkranken die Individuen III3 und IV7 an der vorliegenden Erbkrankheit in folgendem Stammbaum?

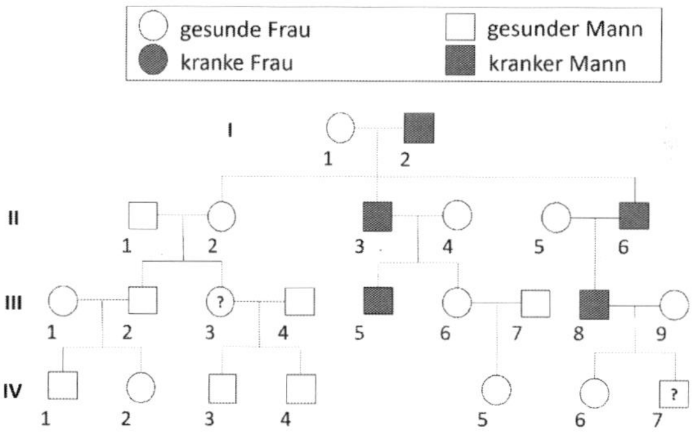

    (a) III3 0 % und IV7 100 %

    (b) III3 50 % und IV7 50 %

    (c) III3 100 % und IV7 0 %

    (d) III3 25 % und IV7 100 %

    (e) III3 25 % und IV7 25 %

69. Die Reaktion von trans-2-Buten zu 2-Butanol ist eine

    (a) Isomerisierung

    (b) Eliminierung

    (c) Hydrolyse

    (d) Kondensation

    (e) Hydratisierung

70. Welche Stromstärke fließt durch ein elektrisches Gerät, das bei $U = 230\,\text{V}$ eine Leistung von $800\,\text{W}$ hat?
    (a) ca. 3,5 A
    (b) ca. 8,2 A
    (c) ca. 0,45 A
    (d) ca. 100 A
    (e) ca. 0,33 A

71. Ein Nukleosid besteht aus
    (a) einer Nukleinbase, einer Pentose und einem Phosphorsäure-Rest
    (b) einer Nukleinbase und einer Pentose
    (c) einer Nukleinbase und einer Hexose
    (d) einer Pentose und einem Phosphorsäure-Rest
    (e) einer Nukleinbase und einem Phosphorsäure-Rest

72. Die Reaktion, bei der aus zwei Aminosäuren ein Dipeptid gebildet wird, ist eine
    (a) Isomerisierung
    (b) Eliminierung
    (c) Addition
    (d) Hydrolyse
    (e) Kondensation

73. Welche Aussage zu D-Glucose und L-Glucose ist falsch?
    (a) Es handelt sich nicht um Konstitutionsisomere.
    (b) Sie drehen die Ebene des linear polarisierten Lichtes mit unterschiedlichen Beträgen in die gleiche Richtung.
    (c) Sie verfügen über mindestens ein asymmetrisches C-Atom.
    (d) Sie verhalten sich wie Bild und Spiegelbild und lassen sich nicht zur Deckung bringen.
    (e) D-Glucose hat einen höheren Schmelzpunkt als L-Glucose.

74. Welche Spannung liegt an einem Schaltkreis an, der die in Reihe geschalteten Widerstände $R_1 = 10\,\Omega$, $R_2 = 30\,\Omega$ und $R_3 = 40\,\Omega$ enthält, wenn an R_1 eine Spannung von $1\,\text{V}$ anliegt?
    (a) 1 mV
    (b) 8 V
    (c) 1 V
    (d) 0,125 V
    (e) 1/3 V

75. Welches der folgenden Salze kann man in Wasser geben, ohne dass der pH-Wert sich wesentlich ändert?
    (a) $(NH_4)_2SO_4$
    (b) KNO_3
    (c) CH_3COOK
    (d) Na_3PO_4
    (e) $NaHCO_3$

76. Ein LKW hat genau soviel Wasser geladen wie die Masse des leeren LKWs selbst und fährt mit einer Geschwindigkeit v_1. Nach seiner Tour fährt er leer und mit einer doppelt so großen Geschwindigkeit v_2 wieder zurück ins Depot. Um welchen Faktor hat sich seine kinetische Energie geändert?

    (a) Die kinetische Energie ist gleich geblieben.

    (b) Die kinetische Energie hat sich halbiert.

    (c) Die kinetische Energie hat sich verdoppelt.

    (d) Die kinetische Energie hat sich verachtfacht.

    (e) Die kinetische Energie hat sich vervierfacht

77. In welcher Hämoglobinkette kommt es zur Punktmutation bei der Sichelzellanämie?

    (a) α-Globinkette

    (b) β-Globinkette

    (c) γ-Globinkette

    (d) δ-Globinkette

    (e) ϵ-Globinkette

78. Welche Aussage bezogen auf die folgende freiwillig ablaufende Reaktion ist richtig?

$$Mg + PbSO_4 \longrightarrow Pb + MgSO_4$$

    (a) Blei gibt Elektronen ab.

    (b) Blei wird oxidiert.

    (c) Magnesium ist hier das Oxidationsmittel.

    (d) Blei ist ein stärkeres Reduktionsmittel als Magnesium.

    (e) Magnesium hat ein kleineres Standard-Redoxpotenzial als Blei.

79. Ein Genabschnitt, der gerade zur Proteinbiosynthese abgelesen wird, liegt im Zellkern in welchem Zustand vor?

    (a) als Heterochromatin

    (b) als Euchromatin

    (c) aufgewickelt auf Histone

    (d) aufgewickelt auf Proteine

    (e) als kompaktes Chromosom

80. Die hydrolytische Spaltung von Lactose ergibt

    (a) Glucose und Galactose

    (b) Zwei Glucose-Moleküle

    (c) Glucose und Fructose

    (d) Zwei Fructose-Moleküle

    (e) Lactose ist ein Monosaccharid.

2. Lösungen Testsimulation I

1. a
2. e
3. d
4. b
5. c
6. d
7. a
8. a
9. e
10. d
11. e
12. e
13. d
14. a
15. c
16. d
17. d
18. a
19. b
20. b
21. b
22. a
23. a
24. c
25. b
26. e
27. b
28. d
29. a
30. a
31. c
32. d
33. a
34. e
35. a
36. c
37. d
38. a
39. e
40. d
41. c
42. b
43. b
44. e
45. c
46. d
47. a
48. e
49. e
50. d
51. a
52. a
53. b
54. a
55. d
56. c
57. e
58. d
59. b
60. e
61. d
62. c
63. c
64. d
65. c
66. a
67. c
68. a
69. e
70. a
71. b
72. e
73. b
74. b
75. b
76. c
77. b
78. e
79. b
80. b

3. Testsimulation II (Lösungen: Seite 31)

1. Welche der folgenden Einheiten ist keine SI-Basiseinheit?

   (a) Newton

   (b) Candela

   (c) mol

   (d) Kelvin

   (e) bar

2. Welche Aussage bezüglich der Aggregatzustandsänderung von gasförmig zu flüssigem Wasser ist richtig?

   (a) Dieser Vorgang heißt Sieden.

   (b) Nach der Aggregatzustandsänderung ist die Dichte von Wasser niedriger.

   (c) Bei diesem Vorgang wird Wärme abgegeben.

   (d) Bei diesem Vorgang werden Wasserstoffbrückenbindungen aufgebrochen.

   (e) In der Zeitspanne, in der nur ein Teil des Gases flüssig geworden ist, liegt ein Stoffgemisch vor.

3. Gegeben sei $log_2 x - log_2 y = 3$. Wie groß ist x, wenn $y = 4$ ist?

   (a) 2

   (b) 4

   (c) 8

   (d) 16

   (e) 32

4. Welche der folgenden Verbindungen hat die richtige Zusammensetzung?

   (a) K_2PO_4

   (b) $(NH_4)_3HPO_4$

   (c) $Ca_2(NO_3)_3$

   (d) $Al_2(SO_4)_3$

   (e) $Na(HCO_3)_2$

5. Welcher Erbgang liegt bei der Erbkrankheit mit folgendem Stammbaum am ehesten vor?

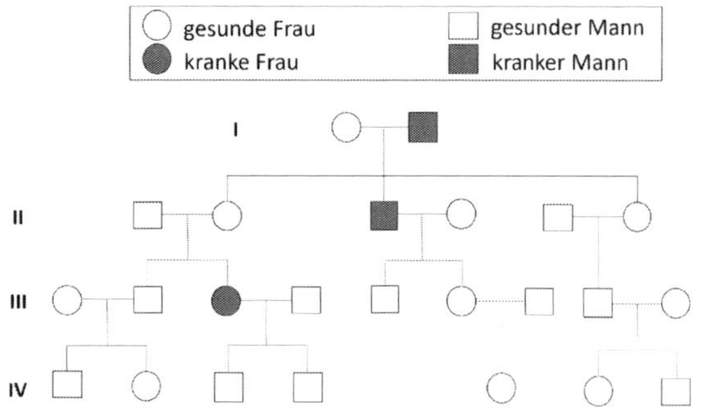

   (a) autosomal-dominant
   (b) autosomal-rezessiv
   (c) X-chromosomal dominant
   (d) Y-chromosomal
   (e) mitochondrial

6. Welche mechanische Leistung erbringt eine 70 kg schwere Person, die treppauf einen vertikalen Höhengewinn von 4,5 m in 4 s erreicht?

   (a) ca. 8 W
   (b) ca. 80 W
   (c) ca. 0,8 kW
   (d) ca. 8 kW
   (e) ca. 80 kW

7. Werden zwei runde Erbsen der F1-Generation miteinander gekreuzt, welche jeweils heterozygot gegenüber dem dominant (rund) - rezessiv (oval) vererbten Merkmal Samenform sind, so wird in der F2-Generation am ehesten welches Verhältnis im Genotyp für die Samenform erscheinen?

   (a) 1 (homozygot rezessiv) : 2 (heterozygot) : 1 (homozygot dominant)
   (b) 1 (homozygot rezessiv) : 3 (homozygot dominant)
   (c) 1 (homozygot dominant) : 3 (homozygot rezessiv)
   (d) 2 (homozygot rezessiv) : 1 (heterozygot) : 2 (homozygot dominant)
   (e) 1 (homozygot rezessiv) : 1 (heterozygot) : 1 (homozygot dominant)

8. In welche Richtung erfolgt die Aminosäureverknüpfung während der Translation der Proteinbiosynthese?

   (a) 3' nach 5'
   (b) 5' nach 3'
   (c) 5' nach 5'
   (d) Amino- zum Carboxyterminus
   (e) Carboxy- zum Aminoterminus

9. Was wird unter dem Begriff der absoluten Refraktärzeit verstanden?

   (a) Die Nervenzellen sind in dieser Zeit erregbar.

   (b) Die Natrium-Kanäle sind in dieser Zeit wieder aktiv.

   (c) Die Amplitude eines neu ausgelösten Aktionspotentials in dieser Zeit ist vermindert.

   (d) Das Schwellenpotential für ein neu ausgelöstes Aktionspotential in dieser Zeit ist angehoben.

   (e) Trotz stärkster Depolarisation kann kein weiteres Aktionspotential ausgelöst werden.

10. Wo werden Ribosomen synthetisiert?

    (a) im Zytosol

    (b) im Nukleolus

    (c) im Zytoplasma

    (d) im rauen Endoplasmatischen Retikulum

    (e) im Lysosom

11. Wie sind die jeweiligen Enden von Chromosomen aufgebaut?

    (a) Cholesterin

    (b) Aminosäuren

    (c) aus sich immer wiederholenden Basensequenzen

    (d) Stop-Codons

    (e) RNA-Einzelsträngen

12. Wie groß ist in Luft die Wellenlänge einer Schallwelle mit der Frequenz von 440 Hz?

    (a) 0,08 m

    (b) 0,78 m

    (c) 1,78 m

    (d) 17,8 m

    (e) 7,8 m

13. Wie groß ist die Teilchenzahl an Natriumhydroxid in einem Volumen von 250 mL, in dem 20 g/L Natriumhydroxid gelöst sind? (M(H) = 1 g/mol; M(O) = 16 g/mol; M(Na) = 23 g/mol)

    (a) $1{,}5 \cdot 10^{23}$

    (b) $3{,}0 \cdot 10^{22}$

    (c) $6{,}0 \cdot 10^{23}$

    (d) $24{,}0 \cdot 10^{22}$

    (e) $7{,}5 \cdot 10^{22}$

14. Welche Endgeschwindigkeit v_e erreicht ein Objekt, das sich anfangs mit $v_1 = 10\,\text{m/s}$ bewegt und zusätzlich für 2 s eine Beschleunigung von $a = 2\,\text{m/s}^2$ erfährt, deren Vektor mit dem der ursprünglichen Geschwindigkeit einen Winkel von 180° einschließt?

    (a) 14 m/s

    (b) 12 m/s

    (c) 8 m/s

    (d) 6 m/s

    (e) 4 m/s

15. Wie müssen Geschwindigkeit und Masse eines Objektes verändert werden, damit seine kinetische Energie um den Faktor 18 größer wird?

    (a) Die Masse muss verdreifach und die Geschwindigkeit halbiert werden.

    (b) Die Masse muss verdoppelt und die Geschwindigkeit halbiert werden.

    (c) Die Masse muss verdoppelt und die Geschwindigkeit verdoppelt werden.

    (d) Die Masse muss verdreifacht und die Geschwindigkeit verdoppelt werden.

    (e) Die Masse muss verdoppelt und die Geschwindigkeit verdreifacht werden.

16. Welche Ladung fließt durch einen Draht, durch den 4 min lang 2,5 A fließen?

    (a) 2,5 C

    (b) 4 C

    (c) 10 C

    (d) 600 C

    (e) 0,6 C

17. In der Evolutionstheorie wird von Charles Darwin postuliert, dass Individuen mit vorteilhaften Mutationen hinsichtlich der aktuellen Umweltbedingungen sich besser durchsetzen und überleben. In Afrika sind Individuen mit einer Sichelzellanämie „besser angepasst“, da sie an welcher Krankheit seltener sterben?

    (a) Hämophilie A

    (b) Hämophilie B

    (c) Gelbfieber

    (d) Hepatitis A

    (e) Malaria

18. Das Licht welcher der angegebenen Farben hat eine kürzere Wellenlänge als blaues Licht?

    (a) rotes Licht

    (b) gelbes Licht

    (c) oranges Licht

    (d) grünes Licht

    (e) violettes Licht

19. Durch welche Gleichung lässt sich der Gesamtwiderstand der abgebildeten Schaltung berechnen?

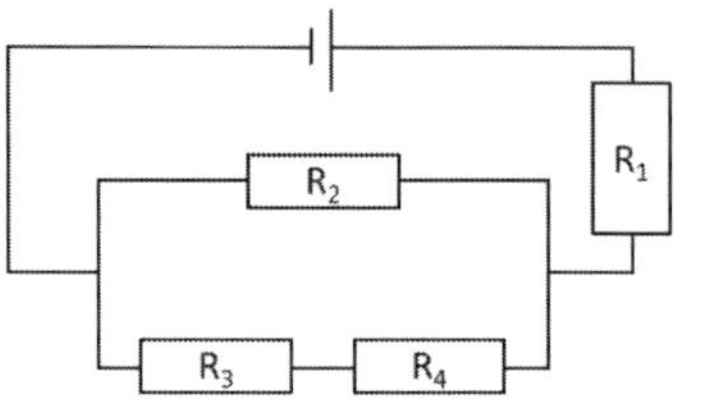

    (a) $R_{ges} = R_1 + \frac{1}{\frac{1}{R_2} + \frac{1}{R_3+R_4}}$

    (b) $R_{ges} = R_1 + R_2 + R_3 + R_4$

    (c) $R_{ges} = \frac{1}{R_1} + \frac{1}{R_2+R_3+R_4}$

    (d) $R_{ges} = R_1 + \frac{1}{R_2+R_3+R_4}$

    (e) $1/R_{ges} = \frac{1}{R_1} + \frac{1}{R_2 \cdot (\frac{1}{R_3} + \frac{1}{R_4})}$

20. Welche der folgenden Verbindungen hat doppelt so viele freie Elektronenpaare wie σ-Bindungen?

    (a) SO_2

    (b) H_2O

    (c) NF_3

    (d) CH_3OH

    (e) SO_3

21. In einem DNA-Abschnitt sind 90 Wasserstoffbrückenbindungen vorhanden. In diesem DNA-Abschnitt sind 15 Basen Adenin eingebaut. Während der Transkription wird davon die mRNA abgelesen. Wieviele Uracil-Basen werden in die mRNA eingebaut?

    (a) 15

    (b) 20

    (c) 25

    (d) 30

    (e) 35

22. Ein 10 kg schweres Objekt fällt durch ein Medium, das dem Objekt eine Reibungskraft von 5 N entgegensetzt. Welche Beschleunigung erfährt das Objekt?

    (a) $10{,}0\,\mathrm{m/s^2}$

    (b) $9{,}5\,\mathrm{m/s}$

    (c) $10{,}5\,\mathrm{m/s^2}$

    (d) $95\,\mathrm{m/s^2}$

    (e) $9{,}5\,\mathrm{m/s^2}$

23. Welches der folgenden Paare stellt einen Säure-Base-Puffer dar?

    (a) $NaHSO_4/Na_2SO_4$

    (b) KCl/HCl

    (c) NaH_2PO_4/Na_2HPO_4

    (d) $Na_2SO_4/BaSO_4$

    (e) NH_3/CH_4

24. Welche dieser Verbindungen ist optisch aktiv?

    (a) 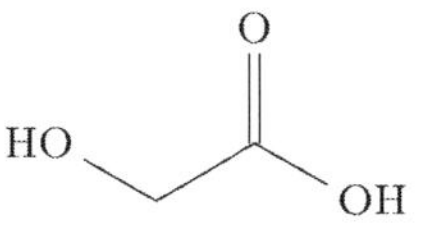

    (b) 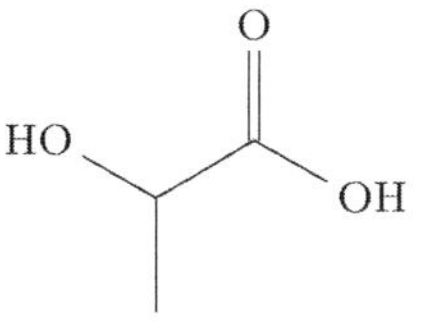

    (c) 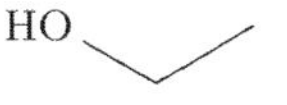

    (d) 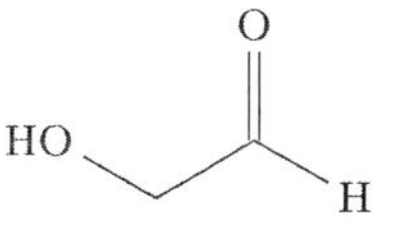

    (e) 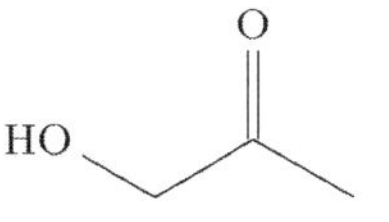

25. Welche Funktion übernimmt das glatte Endoplasmatische Retikulum (gER)?

    (a) Lipidsynthese

    (b) Proteinbiosynthese

    (c) Proteinmodifikation

    (d) Fettsäureabbau

    (e) Zellbewegung

26. Wie nennt man das Phänomen der wellenlängenabhängigen Geschwindigkeit einer Welle durch ein Material?

    (a) Reflexion

    (b) Refraktion

    (c) Dispersion

    (d) Diffraktion

    (e) Konversion

27. Welche Natriumchlorid-Endkonzentration hat eine Lösung, die durch Mischung von 4 L einer 0,1 M Natriumchlorid-Lösung mit 4 dm^3 einer 0,7 M Natriumchlorid-Lösung und anschließender Zugabe von 2 L Wasser hergestellt wurde? (Nehmen Sie dabei an, dass die Volumina additiv sind.)
    (a) 0,20 mol/L
    (b) 0,32 mol/L
    (c) 0,60 mol/L
    (d) 0,30 mol/L
    (e) 0,68 mol/L

28. Welche RNA besitzt Introns und Exons?
    (a) mRNA
    (b) tRNA
    (c) rRNA
    (d) hnRNA
    (e) snRNA

29. Mit welcher der folgenden Lösungen lässt sich 40 mL einer 0,1 M HCl-Lösung neutralisieren?
    (a) 40 mL einer 0,2 M KOH-Lösung
    (b) 20 mL einer 0,2 M KOH-Lösung
    (c) 10 mL einer 0,8 M NaOH-Lösung
    (d) 10 mL einer 0,25 M KOH-Lösung
    (e) 20 mL einer 0,5 M NaOH-Lösung

30. Was wird unter dem Begriff „Phänotyp“ verstanden?
    (a) Die Erbanlage eines Individuums
    (b) Die äußere Erscheinungsform eines Individuums
    (c) Die Nukleotidsequenz eines Genlocus auf homologen Chromosomen
    (d) Die Gesamtheit der genetisch festgelegten Merkmale
    (e) Die Zustandsform eines Gens

31. Graufilter werden dazu verwendet, um das Licht einer Lichtquelle abzuschwächen. Gegeben seien zwei solcher hinter einander geschalteter Filter. Der erste Filter lässt 80 % der Lichtintensität hindurch, der zweite Filter schwächt das Licht um 50 %. Um wieviel % wird das Licht abgeschwächt, nachdem es beide Filter passiert hat?
    (a) 80 %
    (b) 20 %
    (c) 65 %
    (d) 60 %
    (e) 40 %

32. Zu Ihnen in die Genetische Sprechstunde kommt ein Paar, bei dem der Mann an einer autosomal-rezessiv vererbten Polyzystischen Nierenerkrankung leidet. Seine Frau ist phänotypisch gesund. Die Inzidenz an einer autosomal-rezessiv vererbten Polyzystischen Nierenerkrankung zu erkranken liegt bei 1:90.000. Wie wahrscheinlich ist es, dass die Frau in dieser Population Überträgerin für das entsprechende Gen ist?
    (a) $\frac{1}{150}$
    (b) $\frac{1}{300}$
    (c) $\frac{1}{600}$
    (d) $\frac{1}{1500}$
    (e) $\frac{1}{3000}$

33. Welche Aussage zur Einheit mol ist richtig?

    (a) Sie ist keine SI-Einheit.

    (b) Sie ist die Einheit für die Molare Masse.

    (c) Sie ist definiert als $\frac{1}{12}$ der Masse von einem ^{12}C-Atom.

    (d) 0,25 mol einer Substanz enthält $15 \cdot 10^{22}$ Teilchen.

    (e) 1 mol einer Substanz wiegt immer 1 g.

34. In welcher der folgenden Reaktionen ist nach stöchiometrischem Ausgleich die Summe aller Reaktionskoeffizienten gleich 24?

    (a) $H^+ + Cu + HNO_3 \longrightarrow NO_2 + Cu^{2+} + H_2O$

    (b) $N_2 + H_2 \longrightarrow NH_3$

    (c) $C_6H_{12}O_6 + O_2 \longrightarrow CO_2 + H_2O$

    (d) $SO_3^{2-} + I_2 + H_2O \longrightarrow SO_4^{2-} + H^+ + I^-$

    (e) $Al + Fe_3O_4 \longrightarrow Al_2O_3 + Fe$

35. Eine gegebene chemische Reaktion läuft bei 50 °C mit einer Reaktionsgeschwindigkeit von r_1 ab. Bei welcher Temperatur müsste die gleiche Reaktion ablaufen, damit sich eine Reaktionsgeschwindigkeit r_2 ergibt, die nur noch 25 % der ursprünglichen beträgt?

    (a) 30 °C

    (b) 50 °C; die Temperatur spielt bei der Reaktionsgeschwindigkeit keine Rolle.

    (c) 20 °C

    (d) 70 °C

    (e) 10 °C

36. Mit welcher Frequenz rotiert ein System, das in 2 s einen Winkel von $0{,}5\,\pi$ rad überstreicht?

    (a) 0,125 Hz

    (b) 0,25 Hz

    (c) 0,5 Hz

    (d) 1 Hz

    (e) 2 Hz

37. Wieviel g Glycerin sind für die vollständige Veresterung von 1,5 mol Fettsäure nötig? (M(C) = 12 g/mol; M(O) = 16 g/mol; M(H) = 1 g/mol)

    (a) 92 g

    (b) 46 g

    (c) 138 g

    (d) 23 g

    (e) 89 g

38. Gegeben sei die endotherme Zersetzung von gasförmigem Ammoniak zu den Elementen im Gleichgewicht. Welche der folgenden Änderungen der Versuchsbedingungen wird das Gleichgewicht dieser Reaktion zugunsten der Produkte verschieben?

    (a) Entfernung von Ammoniak aus dem Reaktionsgefäß

    (b) Druckerhöhung

    (c) Erhöhung der Konzentration von Stickstoff

    (d) Einsatz eines Katalysators

    (e) Temperaturerhöhung

39. Welchen Massenanteil haben 10 g Saccharose in 40 g Wasser?

    (a) 0,25 %

    (b) 12,5 %

    (c) 20 %

    (d) 40 %

    (e) 0,2 %

40. Welche der folgenden Verbindungen enthält sowohl kovalente als auch ionische Bindungen?

    (a) CF_4

    (b) $MgBr_2$

    (c) Na_2S

    (d) CaO

    (e) $BaSO_4$

41. Eine Reaktion, bei der 2-Methylbutan aus Pentan entsteht, ist eine

    (a) Isomerisierung

    (b) Eliminierung

    (c) Addition

    (d) Hydrolyse

    (e) Kondensation

42. In welchem Abschnitt der Zelle findet der Citratzyklus statt?

    (a) im Zytosol

    (b) in der Außenmembran des Mitochondriums

    (c) im rauen Endoplasmatischen Retikulum

    (d) im Lysosom

    (e) in der Matrix des Mitochondriums

43. Während die Gesamtenergie E_{ges} eines schwingenden Fadenpendels zeitlich konstant ist, ändert sich kontinuierlich die potenzielle E_{pot} und die kinetische Energie E_{kin} der am Faden hängenden Masse. Was gilt für E_{pot} und E_{kin} am Punkt der maximalen Auslenkung des Fadenpendels?

    (a) E_{pot} ist maximal, E_{kin} ist maximal

    (b) E_{pot} ist maximal, $E_{kin} = 0$

    (c) $E_{pot} = 0$, E_{kin} ist maximal

    (d) $E_{pot} = 0$ $E_{kin} = 0$

    (e) $E_{pot} + E_{kin} = 0$

44. Welche Masse m_2 muss aufgehängt werden, damit das System sich im Gleichgewicht befindet, wenn $d_1 = \frac{1}{3} \cdot d_2$ und im Abstand d_1 die Masse m_1 hängt?

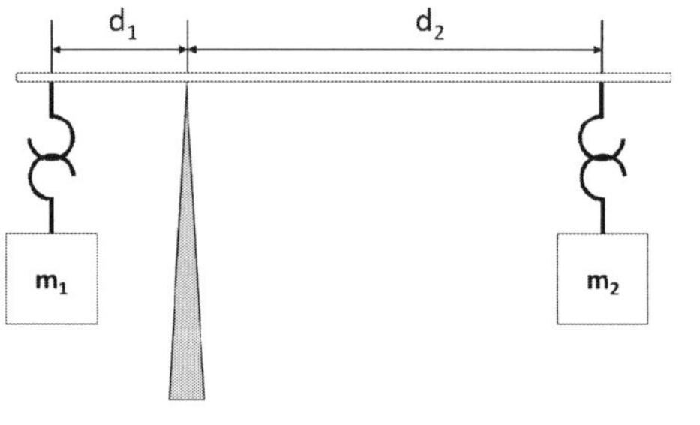

    (a) $m_2 = 3 \cdot m_1$

    (b) $m_2 = \frac{1}{9} \cdot m_1$

    (c) $m_2 = 9 \cdot m_1$

    (d) $m_2 = m_1$

    (e) $m_2 = \frac{1}{3} \cdot m_1$

45. Beim Vaterschaftstest wird unter anderem welches gentechnische Verfahren genutzt?

    (a) Die Klonierung

    (b) Die Polymerasekettenreaktion

    (c) Das Klonen

    (d) Die Kettenabbruchmethode

    (e) Die chemische Methode nach Maxam und Gilbert

46. Welches der folgenden Salze senkt den pH-Wert einer wässrigen Lösung?

   (a) NH_4NO_3

   (b) $NaNO_3$

   (c) $CaSO_4$

   (d) Na_3PO_4

   (e) K_2CO_3

47. Ein 4 kg schweres Objekt mit einem Volumen von 1,6 L hängt an einer Federwaage und taucht vollständig in Wasser. Was zeigt die Federwaage an?

   (a) 1600 N

   (b) 40 N

   (c) 56 N

   (d) 12 N

   (e) 24 N

48. In welchen der folgenden Schaltungen ist der Gesamtwiderstand größer als 50 Ω, wenn jeder Widerstand 50 Ω beträgt?

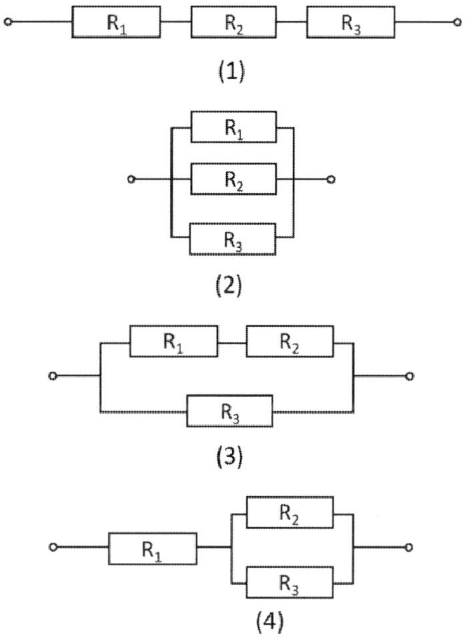

   (a) nur 1 und 4

   (b) nur 2 und 3

   (c) nur 2 und 4

   (d) nur 3 und 4

   (e) nur 1 und 2

49. Wie lautet die Gleichung für die Säurekonstante von Dihydrogenphosphat?

   (a) $K_S = \frac{[H_2PO_4^{\,-}]\cdot[H_3O^+]}{[HPO_4^{\,2-}]}$

   (b) $K_S = \frac{[HPO_4^{\,2-}]\cdot[H_3O^+]}{[H_2PO_4^{\,-}]}$

   (c) $K_S = \frac{[H_2PO_4^{\,-}]}{[HPO_4^{\,2-}]\cdot[H_3O^+]}$

   (d) $K_S = \frac{[HPO_4^{\,2-}]\cdot[H_3O^+]}{[PO_4^{\,3-}]}$

   (e) $K_S = \frac{[H_2PO_4^{\,-}]\cdot[H_3O^+]}{[H_3PO_4]}$

50. Welche Aussage bezogen auf das folgende Molekül ist falsch?

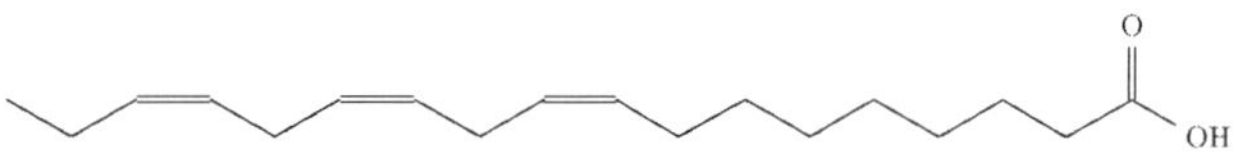

(a) Es handelt sich um eine $\omega3$-Fettsäure.

(b) Die Doppelbindungen sind isoliert.

(c) Die Doppelbindungen sind cis-konfiguriert.

(d) In der systematischen Abzählung der C-Atome liegt die erste Doppelbindung am C-Atom mit der Nummer 8.

(e) Es handelt sich um eine schwache Säure.

51. Welches der folgenden Paare stellt ein konjugiertes Säure-Base-Paar nach Brönsted dar?

(a) HCl und H^+

(b) $Ca(OH)_2$ und OH^-

(c) H_2O und OH^-

(d) H_2SO_4 und HSO_3^-

(e) NaOH und Na^+

52. In einem DNA-Abschnitt sind 160 Wasserstoffbrückenbindungen vorhanden. In diesem DNA-Abschnitt sind 35 Basen Adenin eingebaut. Während der Transkription wird davon die mRNA abgelesen. Wieviele jeweilige Basen werden in die mRNA eingebaut?

(a) 35 Adenin, 35 Uracil, 25 Cytosin, 25 Guanin

(b) 35 Adenin, 35 Thymin, 30 Cytosin, 30 Guanin

(c) 35 Adenin, 35 Uracil, 30 Cytosin, 30 Guanin

(d) 30 Adenin, 30 Thymin, 35 Cytosin, 35 Guanin

(e) 30 Adenin, 30 Uracil, 35 Cytosin, 35 Guanin

53. Bei welcher der folgenden Spezies ist die Summe der Oxidationszahlen der beteiligten Atome gleich −3?

(a) Nitrat-Ion

(b) Phosphat-Ion

(c) Carbonat-Ion

(d) Sulfat-Ion

(e) Ammonium-Ion

54. Welche Aussage zu den folgenden Stoffen ist korrekt?

(a) Kohlenstoff ist ein Metall.

(b) Argon ist hochexplosiv.

(c) Die d-Block-Elemente sind alle nichtmetallisch.

(d) Methan ist bei 25 °C ein weißes Pulver.

(e) Silicium ist ein Halbmetall.

55. Welcher Regel widerspricht die folgende Elektronenkonfiguration?

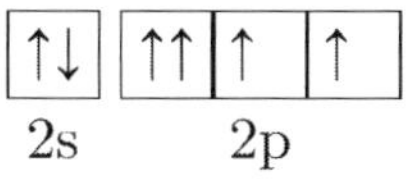

(a) Oktett-Regel

(b) Pauli-Prinzip

(c) Hund'sche Regel

(d) Regel des Energieminimums

(e) RGT-Regel

56. Bei einem 14-jährigen Jungen hat bereits die Spermienproduktion begonnen. Welcher Zustand liegt in den fertigen Spermien vor?

(a) 1n1C

(b) 1n2C

(c) 2n1C

(d) 2n2C

(e) 2n4C

57. Wieviele Elektronen hat ein Atom im energetischen Grundzustand insgesamt, wenn seine dritte Schale 15 Elektronen enthält?

(a) 15

(b) 10

(c) 18

(d) 27

(e) 32

58. Welche Elektronenkonfiguration hat Chlor im neutralen Zustand?

(a) [Ne] $3s^2$ $3p^3$

(b) [Ar] $3s^2$ $3p^4$

(c) [Ar] $3s^2$ $3p^5$

(d) [Ne] $2s^2$ $2p^5$

(e) [Ne] $3s^2$ $3p^5$

59. Ein sich mit einer konstanten Geschwindigkeit v bewegendes Objekt erreicht zur Zeit $t_0 = 0$ die Position s_0 und bewegt sich weiter. Welches der folgenden Diagramme bildet diesen Sachverhalt richtig ab, wenn $v > 0$, $s_0 < 0$ und die Achsen linear sind?

(a) 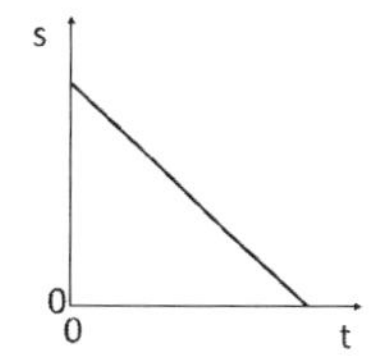

(d) 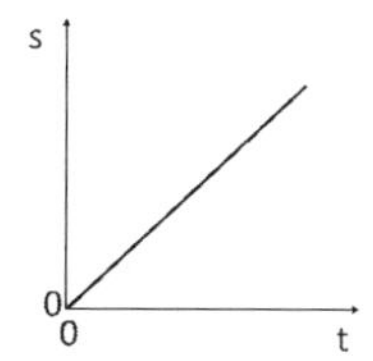

(b) 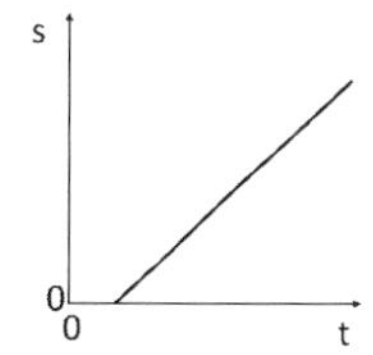

(e) 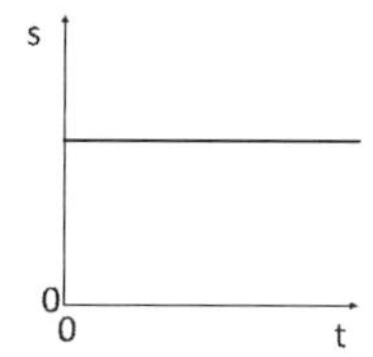

(c) 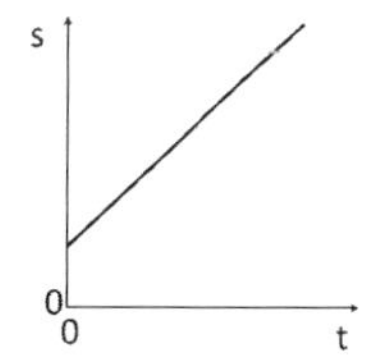

60. Die hydrolytische Spaltung welcher Stoffklasse ergibt einen Alkohol und eine Säure?

(a) Peptid

(b) Ester

(c) Ether

(d) Disaccharid

(e) Salz

61. Wie sind die C-Atome in Essigsäure hybridisiert?

(a) sp^3, sp^3, sp^2

(b) sp^3, sp^3

(c) sp^3

(d) sp^3, sp^2

(e) sp^2, sp^2, sp^3

62. Welche der folgenden Verbindungen hat den höchsten Siedepunkt?

(a) NH_3

(b) CH_4

(c) CO_2

(d) H_2O

(e) C_2H_6

63. Ein 50 kg schwerer Skater rollt die 10 m durchmessende Skateboard-Bahn hinunter. Welche maximale Geschwindigkeit kann er dabei erreichen, wenn man von Reibungseffekten absieht?

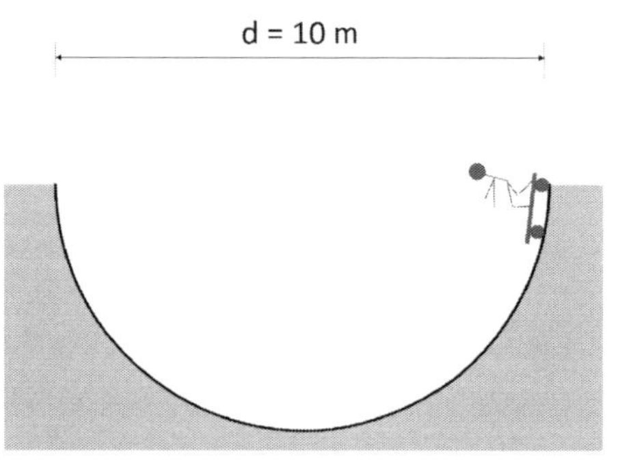

(a) 10 m/s

(b) 100 m/s

(c) 1 m/s

(d) $\sqrt{200}$m/s

(e) $\sqrt{300}$m/s

64. Durch welche Anziehungskraft paaren sich die jeweiligen Basen in einer DNA-Doppelhelix?

(a) N-glykosidische Bindung

(b) O-glykosidische Bindung

(c) Wasserstoffbrückenbindungen

(d) Esterbindung

(e) Peptidbindung

65. Während welchen Prozesses entstehen sogenannte Okazaki-Fragmente?

(a) Elongation der Transkription

(b) Elongation der Translation

(c) Elongation der Replikation

(d) Elongation der Proteinbiosynthese

(e) Elongation der Inskription

66. Wie kann es neben einer freien Trisomie 21 noch zu einem Down-Syndrom kommen?

(a) balancierte Translokation

(b) unbalancierte Translokation

(c) Deletion

(d) Inversion

(e) Punktmutation

67. Welche Chromosomenverteilung hat ein gesundes 22-jähriges Mädchen in einer ihrer Haarzellen?

(a) 42 Autosomen + 2 X-Chromosomen

(b) 42 Autosomen + 1 X-Chromosomen + 1 Y-Chromosomen

(c) 43 Autosomen + 2 X-Chromosomen

(d) 43 Autosomen + 1 X-Chromosomen + 1 Y-Chromosomen

(e) 44 Autosomen + 2 X-Chromosomen

68. Wie lange benötigt ein Pendel für 10 Schwingungsdurchgänge, wenn dessen Frequenz 2 Hz beträgt?

(a) 5 s

(b) 2 s

(c) 0,5 s

(d) 20 s

(e) 0,2 s

69. Warum ist innerhalb des Lysosoms ein saurer pH-Wert vorhanden?

   (a) hohe Konzentration an Natrium-Ionen

   (b) hohe Konzentration an Calcium-Ionen

   (c) hohe Konzentration an Kalium-Ionen

   (d) hohe Konzentration an Protonen

   (e) hohe Konzentration an Chlorid-Ionen

70. $14\,dm^3$ $40\,°C$ heißes Wasser werden zu $6000\,mL$ $20\,°C$ kaltes Wasser gegeben. Welche Mischungstemperatur in Kelvin ergibt sich?

   (a) 34

   (b) 298

   (c) 307

   (d) 333

   (e) 30

71. Gegeben seien zwei Ladungen $q_1 = 20\,e$ und $q_2 = -2\,e$. Welche der folgenden Aussagen ist richtig?

   (a) q_1 hat eine 10 mal größere Anziehungskraft auf q_2 als q_2 auf q_1.

   (b) q_1 hat die gleiche Anziehungskraft auf q_2 wie q_2 auf q_1.

   (c) q_2 hat eine 10 mal größere Anziehungskraft auf q_1 als q_1 auf q_2.

   (d) Verdoppelt man den Abstand zwischen den beiden Ladungen, dann halbiert sich die Coulomb-Kraft von q_1.

   (e) q_1 und q_2 stoßen sich ab.

72. Welche der folgenden Verbindungen ist ein Ampholyt in Wasser?

   (a) OH^-

   (b) Cl^-

   (c) NH_4^+

   (d) H_2SO_4

   (e) $H_2PO_4^-$

73. Welche Aussage trifft auf die folgende Verbindung nicht zu?

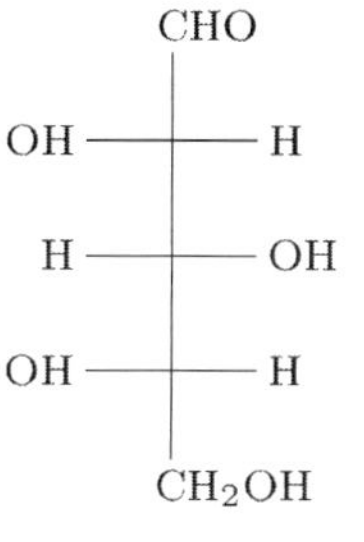

   (a) Weil es sich um die L-Form handelt, muss diese Verbindung die Ebene des linear polarisierten Lichtes nach links drehen.

   (b) Es handelt sich um eine Pentose.

   (c) Bei der Cyclisierung ergibt sich ein Halbacetal.

   (d) Es handelt sich um eine Aldose.

   (e) Sie kann in der abgebildeten Form grundsätzlich vier Etherbindungen eingehen.

74. Welches Volumen hat 1 kg Gold? ($\rho = 19{,}3 \cdot 10^3\,kg/m^3$)

   (a) $5{,}2\,m^3$

   (b) $0{,}052\,m^3$

   (c) $5{,}2\,dm^3$

   (d) $0{,}052\,dm^3$

   (e) $0{,}52\,dm^3$

75. Worum handelt es sich bei „Übergangsformen“ in der Evolutionsbiologie?

    (a) Sie haben Charakteristika aus zwei verschiedenen Taxa (stammesgeschichtlich biologische Gruppen).

    (b) Es sind Pflanzen, die aus Bakterien hervorgegangen sind.

    (c) Es handelt sich um Tiere, die aus dem Meer ans Land gegangen sind.

    (d) Es sind Kohlenhydrate, die ständig ineinander über gehen.

    (e) Es handelt sich um Viren, die in eine Zelle eindringen.

76. Welche Spannung ergibt eine elektrochemische Zelle, die aus den folgenden Halbzellen unter Standardbedingungen besteht?

    $Mn^{2+} + 2\,e \longrightarrow Mn \qquad E_0 = -1{,}18\,V$
    $Sn^{2+} + 2\,e \longrightarrow Sn \qquad E_0 = -0{,}14\,V$

    (a) 1,04 V

    (b) −1,04 V

    (c) 1,66 V

    (d) 0 V

    (e) 2,36 V

77. Wodurch kommt die Sekundärstruktur eines Proteins zustande?

    (a) van der Waals-Kräfte

    (b) Disulfid-Bindung

    (c) Kovalente Bindung

    (d) Esterbindung

    (e) Wasserstoffbrückenbindung

78. Das Radionuklid $^{42}_{18}X$ zerfällt unter Aussendung eines energiereichen Elektrons? Welcher Kern Y entsteht dabei?

    (a) $^{38}_{16}Y$

    (b) $^{42}_{16}Y$

    (c) $^{41}_{19}Y$

    (d) $^{42}_{19}Y$

    (e) $^{42}_{17}Y$

79. Welche Aussage zu Glucose und Fructose trifft nicht zu?

    (a) Es handelt sich um Konstitutionsisomere.

    (b) Beide gehören zu den Hexosen.

    (c) Es handelt sich bei beiden um Aldosen.

    (d) Während Glucose hauptsächlich eine Pyranose bildet, bildet Fructose hauptsächlich eine Furanose.

    (e) Bei der Cyclisierung bildet Glucose ein Halbacetal, während Fructose ein Halbketal bildet.

80. Welche der folgenden Aussagen über die Tendenzen im Periodensystem ist richtig?

    (a) Die elektronegativsten Elemente findet man unten rechts.

    (b) Die Nichtmetalle findet man oben rechts.

    (c) Die kleinsten Atome findet man unten links.

    (d) Die Elemente mit den niedrigsten Ionisierungsenergien findet man oben links.

    (e) Die Elemente mit den höchsten Elektronenaffinitäten findet man unten links.

4. Lösungen Testsimulation II

1. e
2. c
3. e
4. d
5. b
6. c
7. a
8. d
9. e
10. b
11. c
12. b
13. e
14. d
15. e
16. d
17. e
18. e
19. a
20. e
21. a
22. e
23. c
24. b
25. a
26. c
27. b
28. d
29. b
30. b
31. d
32. a
33. d
34. e
35. a
36. a
37. b
38. e
39. c
40. e
41. a
42. e
43. b
44. e
45. b
46. a
47. e
48. a
49. b
50. d
51. c
52. c
53. b
54. e
55. b
56. a
57. d
58. e
59. b
60. b
61. d
62. d
63. a
64. c
65. c
66. b
67. e
68. a
69. d
70. c
71. b
72. e
73. a
74. d
75. a
76. a
77. e
78. d
79. c
80. b

5. Testsimulation III (Lösungen: Seite 47)

1. Welche Aussage zu elektromagnetischen Wellen ist korrekt?

   (a) Je größer die Amplitude der Welle, umso größer ist ihre Frequenz.

   (b) Es handelt sich dabei um transversale Wellen.

   (c) Je größer die Wellenlänge der Welle, umso größer ist ihre Energie.

   (d) Die folgenden Wellen sind nach steigender Wellenlängen geordnet: rotes Licht, UV-Strahlung, Röntgen-Strahlung

   (e) Hochenergetische elektromagnetische Strahlung ist schneller als niederenergetische elektromagnetische Strahlung.

2. Welche der folgenden Verbindungen enthält genau 4 C-Atome mit einer planaren Bindungsgeometrie?

   (a) Benzol

   (b) Butan

   (c) Buten

   (d) 1,3-Butadien

   (e) 1,2,3-Butatrien

3. Welche Höhe erreicht ein mit $v = 20\,\mathrm{m/s}$ senkrecht nach oben geworfenes Objekt nach 2 s?

   (a) 2 m

   (b) 10 m

   (c) 20 m

   (d) 5 m

   (e) 40 m

4. Welche Aussage zu den angegebenen Verbindungen ist korrekt?

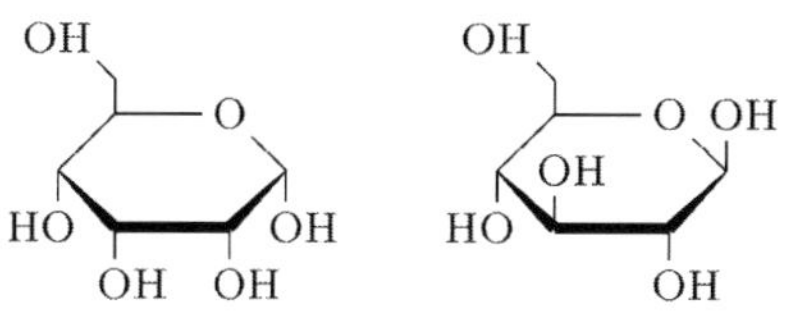

(I) (II)

   (a) Es handelt sich um Diastereomere.

   (b) (I) ist das Oxidationsprodukt von (II).

   (c) (II) liegt in der α-Form vor.

   (d) (II) liegt als Furanose vor.

   (e) Es handelt sich bei beiden um Halbketale.

5. Welche Zuordnung ist falsch?

   (a) Sekundärer Alkohol: 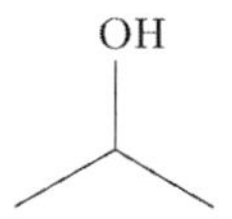

   (b) Sekundäres Amin: 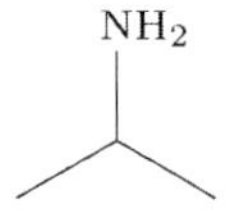

   (c) Halbacetal: 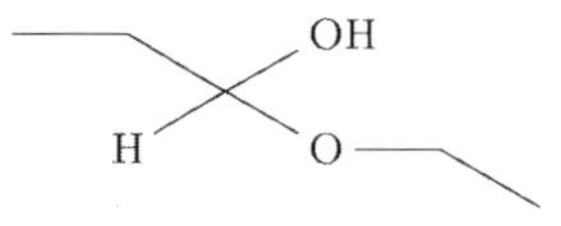

   (d) Ester: 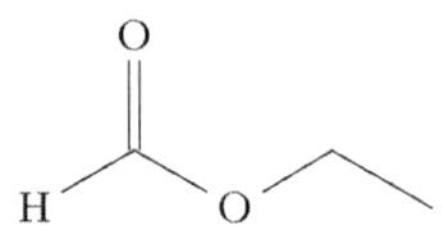

   (e) Ether: 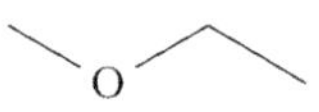

6. Welche Aussage bezogen auf eine elektrochemische Zelle, die aus den folgenden Halbzellen unter Standardbedingungen besteht, ist richtig?

   $Na^+ + e \longrightarrow Na \qquad E_0 = -2{,}71\,V$

   $Zn^{2+} + 2\,e \longrightarrow Zn \qquad E_0 = -0{,}76\,V$

   (a) Natrium kann Zink reduzieren.

   (b) Zink hat ein stärkeres Reduktionsvermögen als Natrium.

   (c) Natrium kann von Zink Elektronen aufnehmen.

   (d) So eine Zelle hat eine Spannung von $-1{,}95\,V$.

   (e) Die Zink-Elektrode fungiert hier als Reduktionsmittel.

7. Bei der Erbkrankheit Rot-Grün-Blindheit handelt es sich um eine X-chromosomal vererbte Erkrankung. Ein Paar, wo sowohl die Frau als auch der Mann gesund sind, möchte gemeinsam ein Kind bekommen. Nur der Bruder des zukünftigen Vaters ist rot-grün blind. Wie hoch ist die Wahrscheinlichkeit, dass ein Sohn des Paares rot-grün blind wird?

   (a) Der Sohn hat die gleiche Erkrankungswahrscheinlichkeit wie die Gesamtbevölkerung.

   (b) Der Sohn hat eine 50 % höhere Erkrankungswahrscheinlichkeit als die Gesamtbevölkerung.

   (c) Der Sohn hat eine 25 % höhere Erkrankungswahrscheinlichkeit als die Gesamtbevölkerung.

   (d) Der Sohn wird zu 100 % rot-grün blind sein.

   (e) Der Sohn hat eine 75 % höhere Erkrankungswahrscheinlichkeit als die Gesamtbevölkerung.

8. Werden zwei runde Erbsen der F1-Generation miteinander gekreuzt, welche jeweils heterozygot gegenüber dem dominant (rund) - rezessiv (oval) vererbten Merkmal Samenform sind, so wird das Verhältnis in der F2-Generation von runden Samen gegenüber ovalen Samen am ehesten wie sein?

   (a) 1 (rund) : 2 (rund-oval) : 1 (oval)

   (b) 1 (oval) : 3 (rund)

   (c) 1 (rund) : 3 (oval)

   (d) 2 (oval) : 1 (rund-oval) : 2 (rund)

   (e) 1 (oval) : 1 (rund-oval) : 1 (rund)

9. In welchem Abschnitt der Zelle findet die Glykolyse statt?

   (a) im Zytosol

   (b) in der Außenmembran des Mitochondriums

   (c) im rauen Endoplasmatischen Retikulum

   (d) im Lysosom

   (e) in der Matrix des Mitochondriums

10. Wie viele mögliche Codons können durch die mRNA beschrieben werden?

   (a) 61

   (b) 20

   (c) 21

   (d) 64

   (e) 60

11. Wie groß ist die Anionen-Konzentration in einer 0,3 M Aluminiumnitrat-Lösung?

   (a) 1,2 mol/L

   (b) 0,6 mol/L

   (c) 0,9 mol/L

   (d) 0,1 mol/L

   (e) 0,3 mol/L

12. Die Erde ist 80 mal schwerer als der Mond. Welche der folgenden Aussagen ist richtig?

   (a) Die Erdanziehungskraft auf den Mond ist größer als die Mondanziehungskraft auf die Erde.

   (b) Die Mondanziehungskraft auf die Erde ist größer als die Erdanziehungskraft auf den Mond.

   (c) Die Mondanziehungskraft auf die Erde ist gleich der Erdanziehungskraft auf den Mond.

   (d) Die Beschleunigung, die die Erde Richtung Mond erfährt ist größer als die Beschleunigung, die der Mond Richtung Erde erfährt.

   (e) Die Beschleunigung, die die Erde Richtung Mond erfährt ist gleich der Beschleunigung, die der Mond Richtung Erde erfährt.

13. Wie groß ist der Druck, den ein 60 kg schwerer Schlittschuhläufer auf beiden Füßen stehend auf der Eisoberfläche ausübt, wenn die Kufenlänge 30 cm und die Kufenbreite eines Schlittschuhs 0,5 mm beträgt?

   (a) $2 \cdot 10^6$ Pa

   (b) $4 \cdot 10^3$ Pa

   (c) $8 \cdot 10^6$ Pa

   (d) $4 \cdot 10^6$ Pa

   (e) $2 \cdot 10^5$ Pa

14. Ein sich in der Höhe h_0 befindliches Objekt wird zum Zeitpunkt $t_0 = 0$ fallen gelassen. Welches der folgenden Diagramme bildet diesen Sachverhalt am besten ab?

(a) 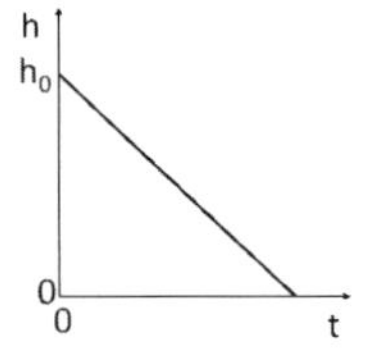

(b) 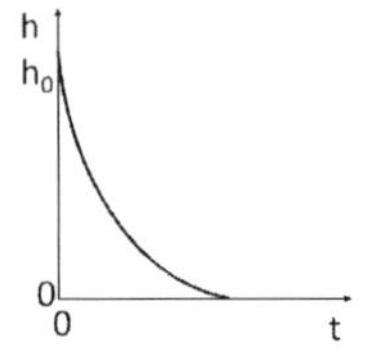

(c) 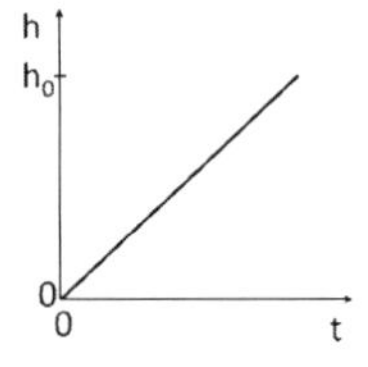

(d) 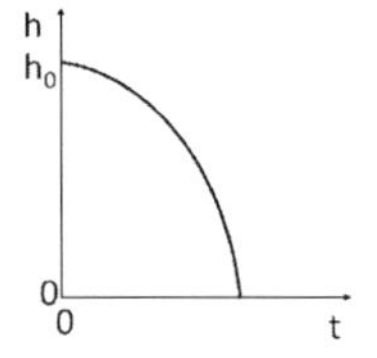

(e) 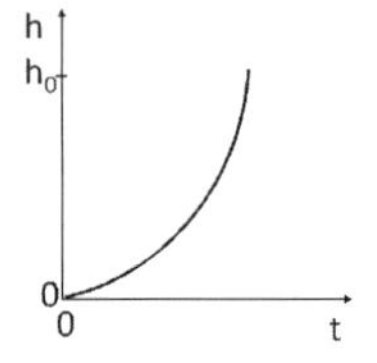

15. Welche der folgenden Aussage ist richtig?

    (a) Kochsalz ist ein Element.

    (b) Eine 0,1 M Salzsäurelösung ist eine Verbindung.

    (c) Beim Sieden eines Stoffes wird dieser immer in seine elementaren Bestandteile aufgespalten.

    (d) In flüssigem Wasser aufgeschlämmter Sand ist ein Gemisch, das man Emulsion nennt.

    (e) Wenn man Eisenpulver zu Zinkpulver gibt und umrührt entsteht keine Legierung, sondern ein Gemenge.

16. Um welchen Faktor vergrößert sich die Schallintensität I, wenn der Schallpegel um 20 dB steigt?

    (a) 20

    (b) 10

    (c) 100

    (d) 200

    (e) 2000

17. Wie lautet die Gleichung für die Basenkonstante von Ammoniak?

    (a) $K_B = \frac{[NH_3]\cdot[NH_4^+]}{[OH^-]}$

    (b) $K_B = \frac{[NH_3]}{[NH_4^+]\cdot[OH^-]}$

    (c) $K_B = \frac{[NH_4^+]\cdot[OH^-]}{[NH_3]}$

    (d) $K_B = \frac{[NO_3^-]\cdot[HNO_3]}{[OH^-]}$

    (e) $K_B = \frac{[NO_3^-]\cdot[H_3O^+]}{[HNO_3]}$

18. Wie wird die Hormonsynthese in hormonellen Kreisläufen häufig gesteuert?

    (a) durch Disulfidbrückenbindungen

    (b) durch Wasserstoffbrückenbindungen

    (c) durch Acetylierung

    (d) durch Glykosylierung

    (e) durch negative Rückkopplung

19. In welchem Teil der Zelle findet die Translation der Proteinbiosynthese statt?

    (a) Golgi-Apparat

    (b) Kernkörperchen

    (c) Lysosom

    (d) Zellkern

    (e) Zytosol

20. Welche der folgenden Verbindungen ist trigonal pyramidal?

    (a) NF_3

    (b) CF_4

    (c) BF_3

    (d) CO_2

    (e) H_2S

21. Welche Brennweite hat eine Sammellinse, bei einer Objektweite von 2 cm das Bild 12 cm vom Objekt entfernt entsteht?

    (a) 10 cm

    (b) $\frac{5}{3}$cm

    (c) $\frac{2}{5}$

    (d) 6 cm

    (e) $\frac{3}{5}$cm

22. Eine amerikanische Frau, die an der autosomal-rezessiv vererbten Erkrankung Xeroderma pigmentosum leidet, möchte mit ihrem phänotypisch gesunden Partner ein Kind zeugen. Sie gehen zur genetischen Beratung, um Risikoabschätzungen zur Erkrankung ihres zukünftigen Kindes zu erhalten. Für Xeroderma pigmentosum liegt die Häufigkeit des Auftretens in den USA bei ca. 1:250.000. Wie hoch ist in etwa die Wahrscheinlichkeit für ein zukünftiges Kind des Paares an Xeroderma pigmentosum zu erkranken?

    (a) $\frac{1}{50}$

    (b) $\frac{1}{25}$

    (c) $\frac{1}{50}$

    (d) $\frac{1}{250}$

    (e) $\frac{1}{500}$

23. Welches der folgenden Paare stellt keinen Säure-Base-Puffer dar?

    (a) $H_2CO_3/NaHCO_3$

    (b) NaH_2PO_4/Na_2HPO_4

    (c) CH_3COOH/CH_3COOK

    (d) NH_4Cl/NH_3

    (e) H_2SO_4/Na_2SO_4

24. In welcher Phase wird der Zellzyklus unterbrochen, um ein Karyogramm für die Genuntersuchung anzufertigen?

    (a) Prophase

    (b) Metaphase

    (c) Anaphase

    (d) Telophase

    (e) Interphase

25. Welche der folgenden Zuordnungen ist falsch?

    (a) Ether: 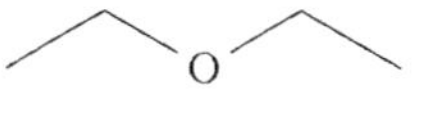

    (b) Halogenalkan: 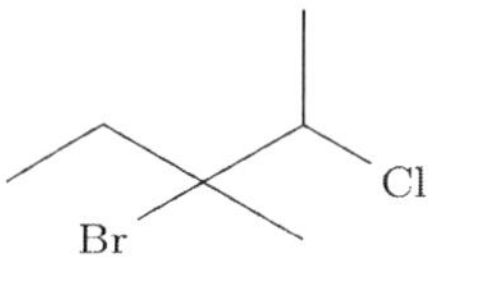

    (c) Alkan: 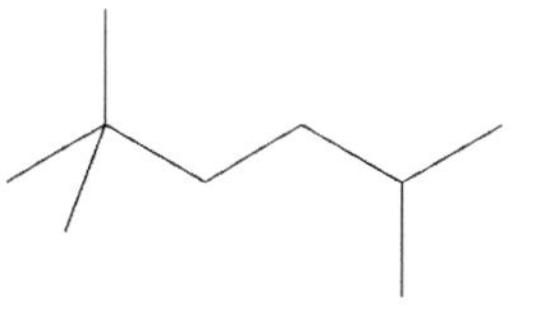

    (d) Ester: 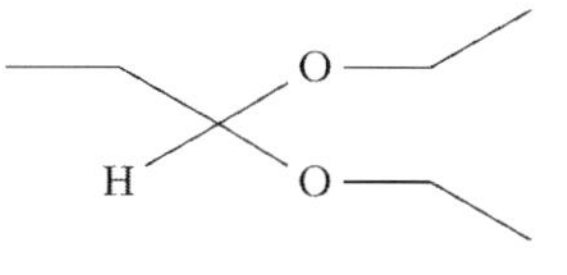

    (e) Keton: 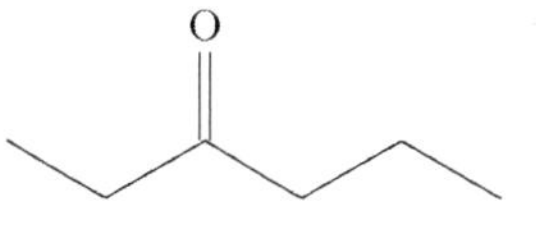

26. Welches schädliche Nebenprodukt entsteht beim Fettsäureabbau?

    (a) Kohlenstoffdioxid

    (b) Wasser

    (c) Kohlenstoffmonoxid

    (d) Sauerstoffradikal

    (e) Wasserstoffperoxid

27. Welche Salpetersäure-Endkonzentration liegt vor, wenn 150 mL einer 0,01 M Salpetersäure-Lösung 350 mL einer 0,2 M Salpetersäure-Lösung hinzugefügt wird? (Nehmen Sie dabei an, dass die Volumina additiv sind.)

    (a) 0,360 mol/L

    (b) 0,060 mol/L

    (c) 0,134 mol/L

    (d) 0,268 mol/L

    (e) 0,382 mol/L

28. Beim kleinen Felix wurde eine Punktmutation nachgewiesen. Dabei handelt es sich um eine Transition, wobei die Base Thymin ausgetauscht wurde. Welche Base wurde anstelle dessen eingebaut?

    (a) Uracil

    (b) Cytosin

    (c) Thymin

    (d) Adenin

    (e) Guanin

29. Welche Aufgabe übernimmt das glatte Endoplasmatische Retikulum NICHT?

    (a) Cholesterinsynthese

    (b) Proteinbiosynthese

    (c) Lipidsynthese

    (d) Calcium-Speicherung

    (e) Konjugation von schwer löslichen Metaboliten

30. Welcher Regel widerspricht die folgende Elektronenkonfiguration?

2s	2p		
↑↓	↑↓	↑	↓

    (a) Oktett-Regel

    (b) Pauli-Prinzip

    (c) Hund'sche Regel

    (d) Regel des Energieminimums

    (e) RGT-Regel

31. Welches Gesamtvolumen nehmen die entstehenden Gase bei 0 °C und 1 atm ein, wenn 3 mol Stickstoffdioxid vollständig zu den Elementen zerfällt?

    (a) 100,8 L

    (b) 67,4 L

    (c) 89,6 L

    (d) 44,8 L

    (e) 224 L

32. Welche Spannung muss an einem elektrischen Stromkreis anliegen, wenn dieser drei in Reihe geschaltete Widerstände (1 Ω, 2 Ω, 3 Ω) enthält und durch jeden einzelnen Widerstand 3 mA fließt?

    (a) 54 mV

    (b) 18 mV

    (c) 9 mV

    (d) 6 mV

    (e) 3 mV

33. Wie viele Elektronen hat ein Eisen(III)-Ion? (Massenzahl = 56; Neutronenzahl = 30)

    (a) 23

    (b) 26

    (c) 56

    (d) 30

    (e) 68

34. In einem DNA-Abschnitt sind 150 Wasserstoffbrückenbindungen vorhanden. In diesem DNA-Abschnitt sind 26 Basen Guanin eingebaut. Wieviele Adenin-, Cytosin- und Thymin-Basen müssen eingebaut sein?

    (a) 26 Adenin, 36 Thymin, 36 Cytosin

    (b) 26 Thymin, 36 Adenin, 36 Cytosin

    (c) 26 Cytosin, 36 Adenin, 36 Thymin

    (d) 26 Adenin, 34 Cytosin, 34 Thymin

    (e) 26 Cytosin, 34 Adenin, 34 Thymin

35. Welchen Widerstand hat ein Gerät, das bei einer Spannung von $U = 200\,\mathrm{V}$ eine Leistung von $P = 50\,\mathrm{W}$ aufnimmt?

    (a) $800\,\Omega$

    (b) $4\,\Omega$

    (c) $400\,\Omega$

    (d) $80\,\Omega$

    (e) $8\,\Omega$

36. Um wieviel müsste die Temperatur einer chemischen Reaktion geändert werden, damit die Reaktionsgeschwindigkeit nach der Temperaturerhöhung achtmal so schnell abläuft wie ursprünglich?

    (a) $+8\,\mathrm{K}$

    (b) $-30\,\mathrm{K}$

    (c) $-30\,^\circ\mathrm{C}$

    (d) $+30\,\mathrm{K}$

    (e) $-8\,^\circ\mathrm{C}$

37. Ein Objekt bewegt sich mit einer Geschwindigkeit von $2{,}0\,\mu\mathrm{m/s}$. Wie groß ist das in cm/h?

    (a) 0,36

    (b) 0,2

    (c) 7,2

    (d) 0,72

    (e) 1,44

38. Welche der folgenden Verbindungen ist chiral?

    (a) 3-Methylhexan

    (b) Methylpropan

    (c) 3-Methylpentan

    (d) 2-Propanol

    (e) 3-Hexanon

39. Welche der folgenden Lösungen wird benötigt, um 25 mL einer 0,1 M Calciumhydroxid-Lösung zu neutralisieren?

    (a) 25 mL einer 0,2 M HNO_3-Lösung

    (b) 5 mL einer 0,1 M HCl-Lösung

    (c) 10 mL einer 0,1 M HNO_3-Lösung

    (d) 25 mL einer 0,1 M HCl-Lösung

    (e) 50 mL einer 0,2 M HCl-Lösung

40. Welcher Temperatur in Kelvin entspricht 45 °C?

    (a) 45 K

    (b) −142 K

    (c) 318 K

    (d) 100 K

    (e) −45 K

41. Was ist kein Effekt der Myelinisierung eines Axons?

    (a) schnellere Erregungsleitung

    (b) Abdichtung der Zellmembran

    (c) langsamere Erregungsleitung

    (d) Reduzierung der Leckströme

    (e) saltatorische Erregungsleitung

42. Welche Spannungen U_1 und U_2 ergeben sich für den Fall $R_1 = 2 \cdot R_2$?

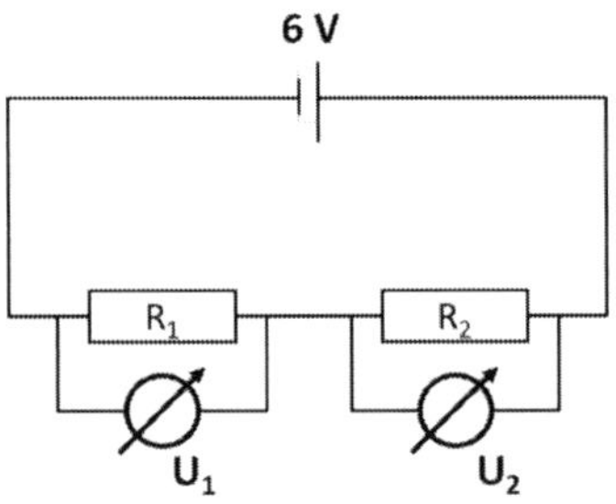

    (a) $U_1 = 2\,\text{V}$ und $U_2 = 4\,\text{V}$

    (b) $U_1 = 3\,\text{V}$ und $U_2 = 3\,\text{V}$

    (c) $U_1 = 4\,\text{V}$ und $U_2 = 2\,\text{V}$

    (d) $U_1 = 6\,\text{V}$ und $U_2 = 6\,\text{V}$

    (e) $U_1 = 2\,\text{A}$ und $U_2 = 4\,\text{A}$

43. Welche der folgenden Einheiten ist keine Einheit für die Energie?

    (a) Nm

    (b) J

    (c) Ws

    (d) kgm/s^2

    (e) m^3Pa

44. Welche Aussage zur folgenden Reaktion ist falsch?

    $C_3H_8 \longrightarrow C_3H_6 + H_2$

    (a) Kohlenstoff wird oxidiert.

    (b) Wasserstoff wird reduziert.

    (c) Kohlenstoff gibt formal Elektronen ab.

    (d) Die Oxidationszahlen zweier Kohlenstoffatome werden kleiner.

    (e) Wasserstoff nimmt formal Elektronen auf.

45. Was wird unter dem Begriff „Allel“ verstanden?

    (a) Die Erbanlage eines Individuums

    (b) Die äußere Erscheinungsform eines Individuums

    (c) Die Nukleotidsequenz eines Genlocus auf homologen Chromosomen

    (d) Die Gesamtheit der genetisch festgelegten Merkmale

    (e) Das Resultat aus Genotyp und Umweltbedingungen

46. Welches Hormon wird im Hypothalamus synthetisiert?
    (a) ADH (Antidiuretisches Hormon)
    (b) ACTH (Adrenocorticotropes Hormon)
    (c) TSH (Thyroidea-stimulierendes Hormon)
    (d) Prolaktin
    (e) FSH (Follikel-stimulierendes Hormon)

47. Die Reaktion, bei der ein Ether aus zwei Alkoholen entsteht, ist eine
    (a) Isomerisierung
    (b) Eliminierung
    (c) Addition
    (d) Hydrolyse
    (e) Kondensation

48. Um welche Art von Mutation handelt es sich bei der Trisomie 21?
    (a) Punktmutation
    (b) Genmutation
    (c) Genommutation
    (d) Chromosomenmutation
    (e) Polyploidie

49. Welche Funktion übernehmen die Thrombozyten?
    (a) Bakterienabwehr
    (b) Sauerstofftransport
    (c) Blutgerinnung
    (d) Kohlenstoffdioxidtransport
    (e) Virenabwehr

50. Welche Kraft wird benötigt, um die Geschwindigkeit einer Person mit einer Gewichtskraft von 750 N innerhalb von 2 s von 56 m/s auf 40 m/s zu verringern?
    (a) 60 N
    (b) 600 N
    (c) 75 N
    (d) 9,4 N
    (e) 0,6 N

51. Eine mögliche Einheit für die Wärme ist
    (a) Kelvin
    (b) Celsius
    (c) Pascal
    (d) Joule
    (e) Watt

52. Welche der folgenden Verbindungen enthält ausschließlich kovalente Bindungen?
    (a) Na_2O
    (b) K_2O
    (c) $Ca(OH)_2$
    (d) $CaCl_2$
    (e) SO_2

53. Eine wässrige Lösung habe einen pH-Wert von 5. Mit welcher der folgenden Verbindungen lässt sich der pH-Wert näher an den für eine pH-neutrale Lösung bringen?
    (a) NH_4NO_3
    (b) $NaNO_3$
    (c) $CaSO_4$
    (d) Na_3PO_4
    (e) K_2SO_4

54. Wie verändert sich die Periodendauer eines schwingenden Fadenpendels, wenn seine Fadenlänge vervierfacht wird?

   (a) Sie bleibt unverändert.

   (b) Sie wird um den Faktor zwei größer.

   (c) Sie wird um den Faktor zwei kleiner.

   (d) Sie wird um den Faktor vier größer.

   (e) Sie wird um den Faktor vier kleiner.

55. Wie groß ist der Massenanteil in % von Wasser, wenn 25 g Mannose in 225 cm^3 Wasser gelöst werden?

   (a) 90 %

   (b) 10 %

   (c) 50 %

   (d) 20 %

   (e) 40 %

56. Welche Elektronenkonfiguration hat ein Schwefel-Atom (18 Neutronen; Massenzahl = 34) im zweifach negativ geladenen Zustand?

   (a) $1s^2 2s^2 2p^6 3s^2$

   (b) $1s^2 2s^2 2p^4$

   (c) $1s^2 2s^2 2p^6 3s^2 3p^6$

   (d) $1s^2 2s^2 2p^6 3s^2 3p^6 4s^2$

   (e) $1s^2 2s^2 2p^6 3s^2 3p^4$

57. Welches der folgenden Elemente kommt im elementaren Standard-Zustand nicht biatomar vor?

   (a) Sauerstoff

   (b) Fluor

   (c) Kohlenstoff

   (d) Wasserstoff

   (e) Brom

58. Welche Aussage zu Glucose und Fructose trifft zu?

   (a) Es handelt sich um Diastereomere.

   (b) Beide gehören zu den Aldosen.

   (c) Das aus beiden gebildete Disaccharid enthält eine Ester-Bindung.

   (d) Sie haben unterschiedliche Summenformeln.

   (e) Das aus beiden gebildete Disaccharid heißt Saccharose.

59. Es liegt 20 kg 70 °C heißes Wasser vor und es soll 50 kg einer 52 °C warmen Mischung hergestellt werden. Welche Temperatur muss das hinzugegebene Wasser haben?

   (a) 40 °C

   (b) 4 °C

   (c) 35 °C

   (d) 50 °C

   (e) 60 °C

60. Welche Masse m_3 muss aufgehängt werden, damit das System im Gleichgewicht sich befindet, wenn $d_1 = d_2 = 5\,\text{m}$, $d_3 = 2 \cdot d_1$ ist und $m_1 = m_2 = 5\,\text{kg}$?

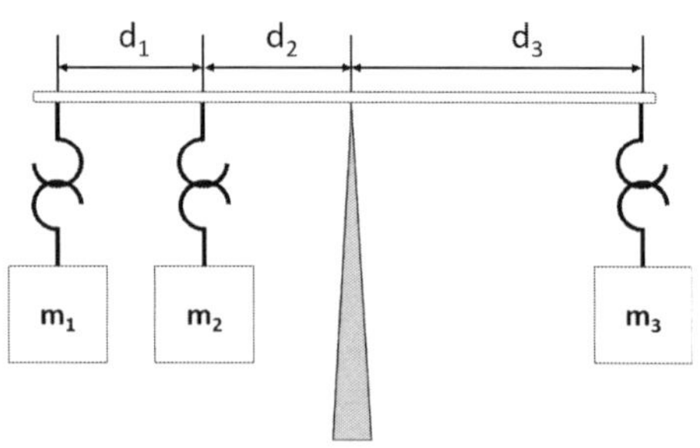

   (a) $m_3 = 5\,\text{kg}$

   (b) $m_3 = 10{,}5\,\text{kg}$

   (c) $m_3 = 15\,\text{kg}$

   (d) $m_3 = 7{,}5\,\text{kg}$

   (e) $m_3 = 20\,\text{kg}$

61. 10 Bücher mit jeweils einer Masse von 500 g liegen auf einer Höhe von 1,2 m und sollen auf 2,1 m angehoben werden. Wie viel mol ATP werden in der Muskulatur dafür verbraucht, wenn 1 mol ATP ca. 30 kJ liefert?

    (a) 1,5 mmol

    (b) 0,15 mmol

    (c) 3,0 mmol

    (d) 0,3 mmol

    (e) 13,5 mmol

62. Welche der folgenden Aussagen bezogen auf Fettsäuren ist richtig?

    (a) Fettsäuren sind Ester des Glycerins.

    (b) Die Doppelbindung einer einfach ungestättigten Fettsäure ist immer trans-konfiguriert.

    (c) Die Doppelbindungen mehrfach ungestättigter Fettsäuren sind immer konjugiert.

    (d) Eine ω3-Fettsäure enthält ihre erste Doppelbindung am dritten C-Atom von der Carboxygruppe aus gezählt.

    (e) Je mehr Doppelbindungen eine ungestättigte Fettsäure hat, umso niedriger ist ihr Schmelzpunkt.

63. Ein quaderförmiges Objekt mit den Abmessungen $a = 5\,\text{cm}$, $b = 10\,\text{cm}$ und $c = 2\,\text{cm}$ taucht zur Hälfte seines Volumens in Wasser ein. Welche Auftriebskraft erfährt das Objekt?

    (a) 1 N

    (b) 0,5 N

    (c) 2 N

    (d) 0,25 N

    (e) 1,5 N

64. Wie groß ist die molare Masse eines gasförmigen Stoffes, von dem 0,11 g bei 0 °C und 1 atm ein Volumen von 56 mL einnimmt?

    (a) 0,25 g/mol

    (b) 11 g/mol

    (c) 44 g/mol

    (d) 0,11 g/mol

    (e) 22 g/mol

65. Aus welchem Grund wird ein Protein am ehesten phosphoryliert?

    (a) zur reversiblen (In-)Aktivierung

    (b) zur Strukturstabilisierung

    (c) zum Proteinabbaumarkierung

    (d) zur Beeinflussung der Löslichkeit

    (e) zum besseren Proteintransport

66. Welcher Kanal wird durch den erregenden Transmitter Glutamat in der postsynaptischen Membran geöffnet?

    (a) Calcium-Kanal

    (b) Protonen-Kanal

    (c) Kalium-Kanal

    (d) Natrium-Kanal

    (e) Chlorid-Kanal

67. Welche der folgenden Aussagen bezüglich Wasser ist falsch?

    (a) Es ist ein gewinkeltes Molekül.

    (b) Jedes Wassermolekül kann maximal zwei Wasserstoffbrückenbindungen ausbilden.

    (c) Im Wassermolekül gibt es 4 Elektronenpaare.

    (d) Es ist ein Ampholyt.

    (e) Ausgehend von 4 °C sinkt die Dichte von Wasser sowohl bei Abkühlung als auch bei Erwärmung.

68. Welche der folgenden Valenzelektronenkonfigurationen im energetischen Grundzustand könnte ein Atom eines Hauptgruppenelements haben, das sich in der dritten Periode im Periodensystem der Elemente befindet?

    (a) $2s^2 2p^3$

    (b) $4s^2 4p^4$

    (c) $2s^2 2d^8$

    (d) $3s^2 3p^3$

    (e) $3s^2 3d^5$

69. Durch einen 72 m hohen Wasserfall fließen zur Stromerzeugung 10^6 m^3 Wasser hinunter. Wie lange kann ein Staubsauger mit der Leistung von 720 W betrieben werden, wenn ein Millionstel der durch den Wasserfall erzeugten elektrischen Energie vom Staubsauger verbraucht wird? ($g = 10\,\text{m/s}^2$; $\rho(H_2O) = 1\,\text{kg/L}$)

    (a) 10^3 s

    (b) 1 s

    (c) 10^{-3} s

    (d) 10^9 s

    (e) 10^{-3} s

70. Es sei gegeben: $N_t = N_0 \cdot e^{-\lambda \cdot t}$. N_t und N_0 seien dimensionslos, t die Zeit und e die Eulersche Zahl. Welche Einheit hat λ?

    (a) 1/s

    (b) s

    (c) dimensionslos

    (d) m/s

    (e) s/m

71. Mit welcher Bahngeschwindigkeit bewegt sich der 20 cm vom Mittelpunkt einer Ultrazentrifuge entfernte Außenpunkt, wenn die Zentrifuge mit 500 000 U/min rotiert?

    (a) $36 \cdot 10^3$ km/h

    (b) 36 km/h

    (c) 36 m/h

    (d) 6 km/min

    (e) $36 \cdot 10^3$ km/s

72. Welche der Individuen sind obligat heterozygot gegenüber der vorliegenden Erbkrankheit in folgendem Stammbaum?

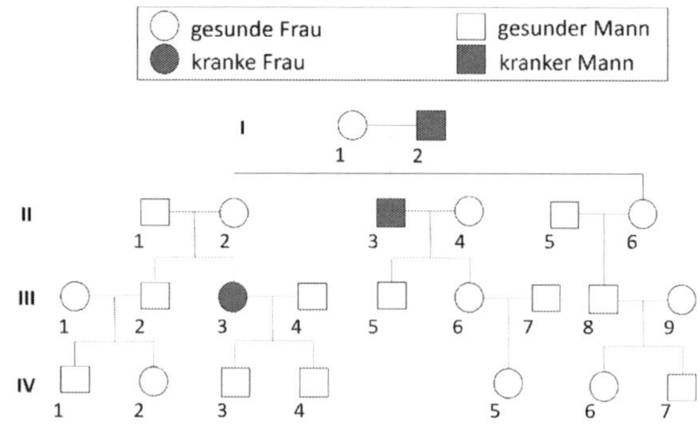

    (a) II1, II2, II5, II6, III5, III6

    (b) I1, III1, II2, II6, III5, III6, IV3, IV4

    (c) I2, II3, III3, IV3, IV5, IV6

    (d) I1, II4, III3, IV2, IV3, IV4

    (e) I2, III1, II2, II3, II6, III3, IV4

73. Welche Aussage zur atomaren Masseneinheit u ist richtig?
    (a) Sie ist eine SI-Einheit.
    (b) Sie ist die Einheit für die molare Masse.
    (c) Sie ist definiert als die Anzahl von ^{12}C-Atomen in 12 g ^{12}C.
    (d) Ein Atom mit 11 Protonen und 12 Neutronen hat eine relative Atommasse von ca. 23 u.
    (e) 1 u entspricht in etwa 12 g.

74. Mit welcher Geschwindigkeit muss sich der kreisförmige Stempel ($d = 1\,\text{cm}$) einer Hydraulikpumpe bewegen, wenn eine Infusionslösung mit einer Geschwindigkeit von 108 mL/h verabreicht werden soll?
    (a) 0,4 mm/s
    (b) 0,4 m/s
    (c) 4 mm/s
    (d) 400 mm/s
    (e) 40 mm/s

75. Welches von den folgenden Atomen ist das kleinste?
    (a) Ba
    (b) O
    (c) N
    (d) Si
    (e) B

76. Welche Halbwertszeit hat eine radioaktive Substanz, bei der nach 10 d nur noch 3 mol von den ursprünglichen 12 mol der Substanz vorhanden sind?
    (a) 10 d
    (b) 0,25 d
    (c) 2 d
    (d) 0,5 d
    (e) 5 d

77. Welche der folgenden Optionen stellt kein konjugiertes Säure-Base-Paar nach Brönsted dar?
    (a) HNO_3 und HNO_2
    (b) HNO_3 und NO_3^-
    (c) HCl und Cl^-
    (d) H_2SO_3 und HSO_3^-
    (e) NH_3 und NH_4^+

78. Ein Herzschrittmacher erzeugt 75 Schläge pro Minute. Welcher Frequenz entspricht das?
    (a) $0{,}3\,s^{-1}$
    (b) 7,5 Hz
    (c) 1,25 Hz
    (d) 75 s
    (e) 4500 Hz

79. Welches der folgenden Stoffe kann NICHT ungehindert durch die Plasmamembran diffundieren?
    (a) Sauerstoff
    (b) Testosteron
    (c) Kohlenstoffdioxid
    (d) Cortison
    (e) Natrium-Ion

80. Wie schnell ist die maximale Teilungsrate einer menschlichen Leberzelle?

    (a) 2 Minuten

    (b) 2 Stunden

    (c) 2 Tage

    (d) 2 Wochen

    (e) 2 Jahre

6. Lösungen Testsimulation III

1. b	21. c	41. c	61. a
2. d	22. e	42. c	62. e
3. c	23. e	43. d	63. b
4. a	24. b	44. d	64. c
5. b	25. d	45. c	65. a
6. a	26. e	46. a	66. d
7. a	27. c	47. e	67. b
8. b	28. b	48. c	68. d
9. a	29. b	49. c	69. a
10. d	30. c	50. b	70. a
11. c	31. a	51. d	71. a
12. c	32. b	52. e	72. b
13. a	33. a	53. d	73. d
14. d	34. a	54. b	74. a
15. e	35. a	55. a	75. b
16. c	36. d	56. c	76. e
17. c	37. d	57. c	77. a
18. e	38. a	58. e	78. c
19. e	39. a	59. a	79. e
20. a	40. c	60. d	80. c

7. Testsimulation IV (Lösungen: Seite 63)

1. Eine Frau kommt zu Ihnen in die genetische Sprechstunde, da sie an einer mitochondrial vererbten Stoffwechselerkrankung leidet. Der Vater ist gesund. Wie hoch ist die Wahrscheinlichkeit, dass ihre zukünftige Tochter ebenfalls daran erkranken wird?
   (a) 0 %
   (b) 10 %
   (c) 50 %
   (d) 75 %
   (e) 100 %

2. Phospholipide sind amphiphile Substanzen. Was wird mit dieser Eigenschaft beschrieben?
   (a) Phospholipide sind nur hydrophil.
   (b) Phospholipide sind nur hydrophob.
   (c) Phospholipide sind nur lipophil.
   (d) Phospholipide sind nur lipophob.
   (e) Phospholipide sind sowohl hydrophil als auch lipophil.

3. Welche der abgebildeten Kurven stellt eine mit 0,5 m/s^2 konstant beschleunigte Bewegung dar?

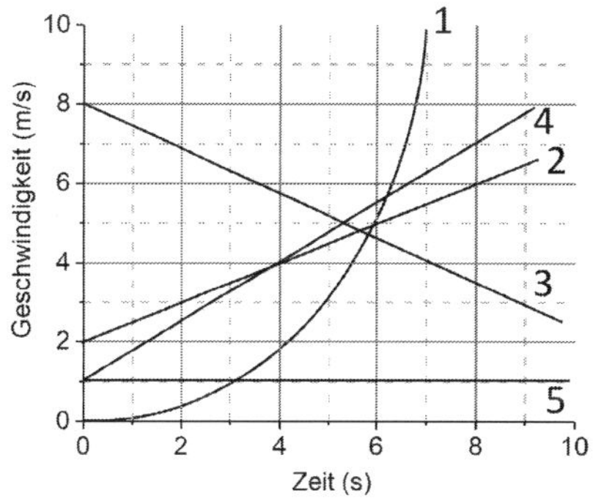

   (a) 1
   (b) 2
   (c) 3
   (d) 4
   (e) 5

4. Ein Volumen von 1 L entspricht
   (a) 10^{-11} m^3
   (b) 10^{-3} m^3
   (c) 10^{-3} dm^3
   (d) 100 cm^3
   (e) 10^4 mm^3

5. Welche Energie transportiert 1 mol Photonen, von denen jedes einer Welle mit der Wellenlänge von 330 nm entspricht? ($h = 6{,}6 \cdot 10^{-34}$ Js; $c = 3 \cdot 10^8$ m/s)

   (a) 36 kJ

   (b) 0,36 MJ

   (c) $6 \cdot 10^{-19}$ J

   (d) $36 \cdot 10^{-19}$ J

   (e) 360 J

6. Wann würde die Blutgruppe B verklumpen?

   (a) nur bei Zugabe der Blutgruppe A

   (b) nur bei Zugabe der Blutgruppe B

   (c) nur bei Zugabe der Blutgruppe O

   (d) bei Zugabe der Blutgruppe 0 und A

   (e) bei Zugabe der Blutgruppe A und AB

7. Wieviel % einer radioaktiven Substanz ist nach 21 h zerfallen, wenn deren Halbwertszeit 7 h beträgt?

   (a) 12,5 %

   (b) 50 %

   (c) 87,5 %

   (d) 25 %

   (e) 75 %

8. Welcher Regel widerspricht die folgende Elektronenkonfiguration?

2s	2p		
↑	↑↓	↑	↑

   (a) Oktett-Regel

   (b) Pauli-Verbot

   (c) Hund'sche Regel

   (d) Regel des Energieminimums

   (e) RGT-Regel

9. Welcher der folgenden Vorgänge wird NICHT zum Genaustausch zwischen Bakterien gezählt?

   (a) Allgemeine Transduktion

   (b) Crossing-Over

   (c) Transformation

   (d) Spezielle Transduktion

   (e) Konjugation

10. Welche der folgenden Verbindungen enthält das C-Atom mit der positivsten Partialladung?

    (a) CH_4

    (b) CH_3Cl

    (c) C_2H_5OH

    (d) CH_3CHO

    (e) CH_3COOH

11. Um welchen Faktor verändert sich die Schallintensität I, wenn der Abstand r zur Schallquelle halbiert wird?

    (a) I halbiert sich auch.

    (b) I verdoppelt sich.

    (c) I bleibt gleich.

    (d) I verneunfacht sich.

    (e) I vervierfach sich.

12. Wie wird bei Individuuen in der F1-Generation die Ausprägung eines neuen Phänotyps durch vollständige gleichzeitige Ausprägung väterlicher und mütterlicher Allele genannt?

    (a) dominanter Erbgang

    (b) rezessiver Erbgang

    (c) intermediärer Erbgang

    (d) mitochondrialer Ergang

    (e) codominanter Erbgang

13. Welche Summenformel-Zuordnung ist richtig?

    (a) Glucose: $C_6H_{10}O_6$

    (b) Saccharose: $C_{12}H_{24}O_{12}$

    (c) Mannose: $C_6H_{11}O_7$

    (d) Maltose: $C_{12}H_{22}O_{11}$

    (e) Lactose: $C_6H_{12}O_6$

14. Welche Masse an Kohlenstoffdioxid entsteht bei der vollständigen Verbrennung von 0,25 mol Glucose? (M(C) = 12 g/mol; M(O) = 16 g/mol; M(H) = 1 g/mol)

    (a) 11 g

    (b) 44 g

    (c) 22 g

    (d) 88 g

    (e) 66 g

15. Die Brechkraft einer Linse von +5 D bedeutet das Vorliegen einer

    (a) konvexen Linse mit einer Brennweite von 5 cm.

    (b) konvexen Linse mit einer Brennweite von 2 cm.

    (c) konkaven Linse mit einer Brennweite von 5 cm.

    (d) konkaven Linse mit einer Brennweite von 20 cm.

    (e) konvexen Linse mit einer Brennweite von 20 cm

16. Welches Gesetz ist eines der drei Mendel'schen Regeln?

    (a) Umformgesetz

    (b) Sekretionsgesetz

    (c) Segregationsgesetz

    (d) Unbeständigkeitsregel

    (e) Gregor-Gesetz

17. Die chemische Reaktion, bei der aus Propan Propen wird, ist keine

    (a) Eliminierung

    (b) Dehydrierung

    (c) Redoxreaktion

    (d) Reaktion, bei der sich die Oxidationszahl von Kohlenstoff ändert.

    (e) Hydratisierung

18. Welches Potential wird durch hemmende Transmitter durch die Öffnung von Chlorid-Kanälen ausgelöst?

    (a) Inhibitorisches postsynaptisches Potential

    (b) Exzitatorisches postsynaptisches Potential

    (c) Inhibitorisches präsynaptisches Potential

    (d) Exzitatorisches präsynaptisches Potential

    (e) Exzitatorisches synaptisches Potential

19. Es soll ein Puffer mit einem pH-Wert von 5 hergestellt werden. Welches Konzentrationsverhältnis von Salz zu Säure muss man wählen, wenn der pK_S-Wert der beteiligten Säure 4 beträgt?

    (a) 10:1

    (b) 100:1

    (c) 1:1

    (d) 0,1:1

    (e) 0,01:1

20. Welche der folgenden Verbindungen hat den höchsten Siedepunkt?

    (a) C_2H_6

    (b) C_2H_5OH

    (c) CH_4

    (d) HCHO

    (e) $H_3C{-}O{-}CH_3$

21. Wie können Beschleunigung und Dauer der Beschleunigung eines Objektes verändert werden, damit die bei der Beschleunigung zurückgelegte Strecke um den Faktor 8 größer wird?

    (a) Die Beschleunigung muss vervierfacht und die Zeit halbiert werden.

    (b) Die Beschleunigung muss halbiert und die Zeit verdreifacht werden.

    (c) Die Beschleunigung muss verdoppelt und die Zeit vervierfacht werden.

    (d) Die Beschleunigung muss verdoppelt und die Zeit verdoppelt werden.

    (e) Die Beschleunigung muss halbiert und die Zeit verdoppelt werden.

22. Eine Haarzelle einer 22-jährigen Frau steht vor der Mitose. Nach der Synthesephase liegt welcher Zustand vor?

    (a) 1n1C

    (b) 1n2C

    (c) 2n1C

    (d) 2n2C

    (e) 2n4C

23. 0,4 mL einer 0,05 M Salzsäure-Lösung wurde mit Wasser auf 20 mL verdünnt. Wie groß ist der pH-Wert der verdünnten Lösung?

    (a) 7

    (b) 2

    (c) 10^{-3}

    (d) 3.0

    (e) 4.0

24. Welche Konzentration hat eine Salzsäure-Lösung, wenn 10 mL dieser Lösung durch Zugabe von 50 mL einer 0,1 M NaOH-Lösung neutralisiert wurde?

    (a) 5,0 mol/L

    (b) 0,25 mol/L

    (c) 0,5 mol/L

    (d) 0,05 mol/L

    (e) 2,0 mol/L

25. Welche Ströme I_1, I_2 und I_3 fließen durch die gleichohmigen Widerstände: R_1, R_2 und R_3, wenn $I_0 = 12\,\text{mA}$?

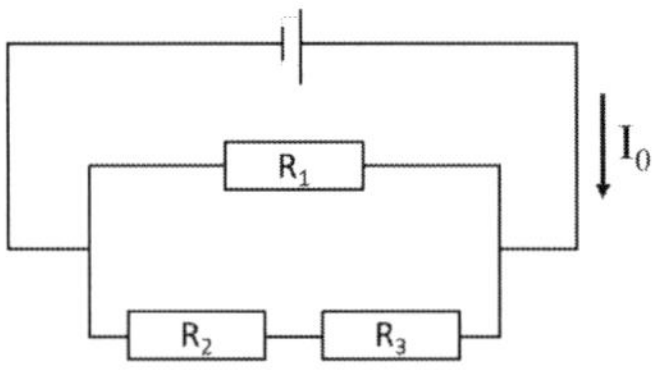

    (a) $I_1 = 8\,\text{mA}$, $I_2 = 2\,\text{mA}$, $I_3 = 2\,\text{mA}$

    (b) $I_1 = 4\,\text{mA}$, $I_2 = 4\,\text{mA}$, $I_3 = 4\,\text{mA}$

    (c) $I_1 = 8\,\text{mA}$, $I_2 = 4\,\text{mA}$, $I_3 = 4\,\text{mA}$

    (d) $I_1 = 6\,\text{mA}$, $I_2 = 3\,\text{mA}$, $I_3 = 3\,\text{mA}$

    (e) $I_1 = 4\,\text{mA}$, $I_2 = 6\,\text{mA}$, $I_3 = 2\,\text{mA}$

26. Wie groß ist $[OH^-]$ in einer 0,05 mM Schwefelsäure-Lösung?

    (a) $2 \cdot 10^{-10}$ mol/L

    (b) $0{,}5 \cdot 10^{-11}$ mol/L

    (c) 10^{-13} mol/L

    (d) 10^{-10} mol/L

    (e) $0{,}5 \cdot 10^{-13}$ mol/L

27. In welcher Phase der Meiose kommt es zur Rekombination der Erbinformation (Crossing-Over)?

    (a) Pachytän

    (b) Diplotän

    (c) Diakinese

    (d) Zygotän

    (e) Leptotän

28. Bei welcher der folgenden Verbindungen ist die Summe der Bindungswinkel 720°?

    (a) CH_4

    (b) Ethansäure

    (c) Formaldehyd

    (d) C_2H_4

    (e) C_2H_2

29. Auf einer Schwimminsel mit den Abmessungen 5 m x 4 m x 50 cm und einer Dichte von 1 kg/m^3 befinden sich zwei Personen mit jeweils einer Masse von 50 kg. Wie tief taucht die Schwimminsel im Wasser?

    (a) 55 mm

    (b) 5,5 cm

    (c) 11 mm

    (d) 5,5 mm

    (e) 11 cm

30. Wie viele Adenosintriphosphate können von einem Erythrozyten aus einer Glucose als Bilanz hergestellt werden?

    (a) 0 ATP

    (b) 2 ATP

    (c) 6 ATP

    (d) 24 ATP

    (e) 26 ATP

31. Welche der folgenden Aussagen bezogen auf zwei Objekte mit unterschiedlicher Temperatur, die in thermischen Kontakt gebracht werden, ist korrekt?

    (a) Die Entropie im Universum nimmt ab.

    (b) Die Temperaturen der beiden Objekte gleichen sich an.

    (c) Die Entropie des kälteren Objekts wird kleiner

    (d) Die Entropie des wärmeren Objekts wird größer

    (e) Das kältere Objekt wird kälter, während das wärmere Objekt wärmer wird.

32. In welcher der folgenden Optionen sind die Carbonsäuren nach sinkendem pK_S-Wert geordnet?

    (a) Pentansäure, Propansäure, Essigsäure.

    (b) Pentansäure, Ameisensäure, Essigsäure.

    (c) Ameisensäure, Ethansäure, Butansäure.

    (d) Buttersäure, Methansäure, Propansäure.

    (e) Methansäure, Ameisensäure, Essigsäure.

33. Welche der folgenden Verbindungen ist keine typische ionische Verbindung?
    (a) NaCl
    (b) NCl_3
    (c) $FeCl_3$
    (d) $CaCl_2$
    (e) $BaCl_2$

34. Welche Aussage bezogen auf die folgende Anordnung mit dem ohmschen Widerstand R und den üblichen elektrischen Messinstrumenten M_1 und M_2 ist richtig?

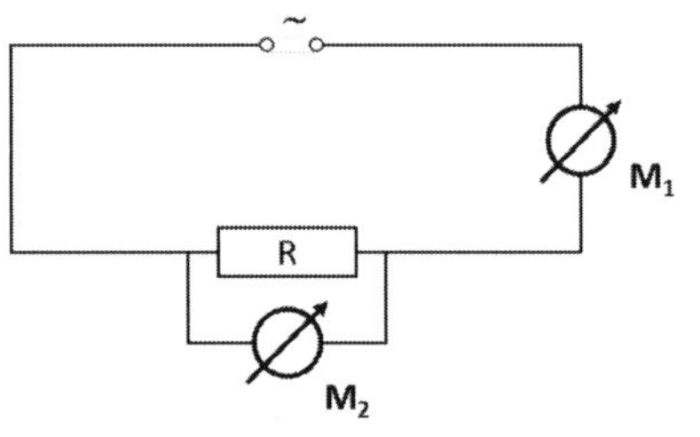

    (a) M_1 misst die Gesamtspannung der Schaltung während M_2 die Spannung an R misst.
    (b) M_1 misst die Stromstärke der Schaltung während M_2 die Stromstärke an R misst.
    (c) Über die Zeit betrachtet zeigen M_1 und M_2 gleichbleibende Werte an.
    (d) Die Messwerte von M_1 und M_2 verändern sich zeitlich und zeigen das gleich Muster.
    (e) Die Messwerte von M_1 und M_2 verändern sich zeitlich und zeigen unterschiedliche Muster.

35. Silber hat ein größeres Standardpotenzial als Kupfer. Durch welchen Vorgang lässt sich Kupfer mit Silber reduzieren?
    (a) Indem man das System sich selbst überlässt, da Kupfer spontan durch Silber reduziet wird.
    (b) Durch Hinzugabe eines Katalysators.
    (c) Durch Elektrolyse.
    (d) Durch Hinzugabe von HCl.
    (e) Indem man die Kupfer-Elektrode groß genug wählt.

36. Wie groß ist der Massenanteil in % einer Verbindung in 500 mL einer Lösung (ρ = 1,2 kg/L), die 120 g dieser Verbindung enthält?
    (a) 25 %
    (b) 17 %
    (c) 20 %
    (d) 10 %
    (e) 5 %

37. Wieviele Elektronen kann die vierte Schale eines Atoms maximal aufnehmen?
    (a) 10
    (b) 18
    (c) 32
    (d) 64
    (e) 20

38. Ein Mann hat die Blutgruppe B und seine Partnerin hat die Blutgruppe A. Der Mann ist homozygot und die Frau ist heterozygot gegenüber ihrer jeweiligen Blutgruppe. Sie wollen gemeinsam ein Kind zeugen. Welche Blutgruppe könnte das Kind haben?

    (a) nur Blutgruppe B

    (b) nur Blutgruppe AB

    (c) Blutgruppe A oder Blutgruppe B

    (d) Blutgruppe A oder Blutgruppe AB

    (e) Blutgruppe B oder Blutgruppe AB

39. Welche Höhe h muss eine Masse $m = 20\,\text{kg}$ überwinden, um in der folgenden Anordnung durch Rühren die Temperatur einer Wassermenge von 200 g um 0,5 °C zu erhöhen? ($c_p(H_2O) = 4\,\text{kJ/(kgK)}$)

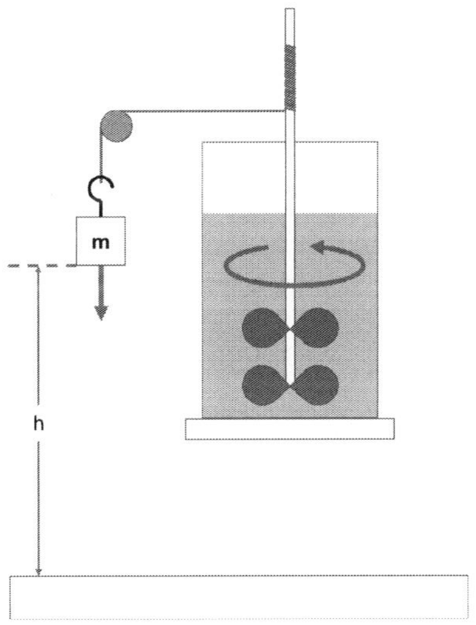

    (a) 0,8 m

    (b) 0,02 m

    (c) 0,4 m

    (d) 200 m

    (e) 2 m

40. Ein Stein wird vom Dach eines Hauses herunterfallen gelassen. Wie hoch ist das Haus, wenn er 3 s braucht, um den Grund zu erreichen?

    (a) 45 m

    (b) 15 m

    (c) 20 m

    (d) 40 m

    (e) 60 m

41. Was wird nicht während der Replikation benötigt?

    (a) Desoxyribonukleoidtriphosphate

    (b) DNA-Einzelstrang

    (c) Ribonukleoidtriphosphate

    (d) DNA-Polymerase

    (e) Helikase

42. Welcher Erbgang liegt bei der Erbkrankheit mit folgendem Stammbaum am ehesten vor?

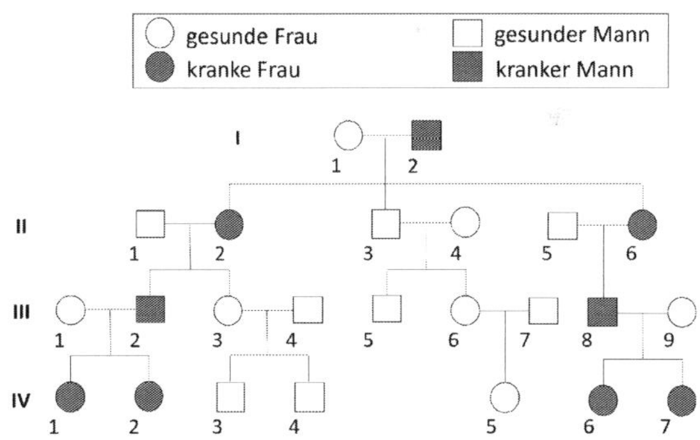

    (a) autosomal-dominant

    (b) autosomal-rezessiv

    (c) X-chromosomal dominant

    (d) Y-chromosomal

    (e) mitochondrial

43. Welchen pH-Wert hat eine einprotonige Säure mit $K_S = 10^{-5}\,\text{mol/L}$, wenn die Säurekonzentration 0,1 M beträgt?

    (a) 6

    (b) 4

    (c) 2

    (d) 3

    (e) 1

44. Bei welchem der folgenden Kohlenhydrate handelt es sich um eine Pentose?

    (a) Mannose

    (b) Fructose

    (c) Desoxyribose

    (d) Glucose

    (e) Galactose

45. Was sind die Grundbausteine des menschlichen Lebens, welche regelmäßig über die Nahrung aufgenommen werden müssen?

    (a) Butter, Salz und Zucker

    (b) Wasser, Zucker und Brot

    (c) Glucose, Sauerstoff und Insulin

    (d) Kohlenhydrate, Lipide und Aminosäuren

    (e) Natrium, Kalium und Sauerstoff

46. Welche der folgenden Gleichungen gibt die kinetische Energie eines Objektes an?

    (a) $E_{kin} = \frac{v}{2}m^2$

    (b) $E_{kin} = \frac{m}{r}v^2$

    (c) $E_{kin} = \frac{m}{2}v^2$

    (d) $E_{kin} = \frac{m}{2}v$

    (e) $E_{kin} = \frac{m^2}{2v}$

47. Um welchen Faktor steigt die Reaktionsgeschwindigkeit, wenn die Temperatur um 60 °C steigt?

    (a) 64

    (b) 60

    (c) 20

    (d) 100

    (e) bleibt unverändert

48. Die Blutgruppenverteilung in Deutschland ist folgende: Blutgruppe 0: 41 %, Blutgruppe A: 43 %, Blutgruppe B: 11 % und Blutgruppe AB 5 %. Wie hoch ist die Wahrscheinlichkeit bei zwei zufällig ausgewählten Deutschen Individuen, dass beide die Blutgruppe AB haben?

    (a) 0,1 %

    (b) 0,25 %

    (c) 1 %

    (d) 2,5 %

    (e) 10 %

49. Nach der 3. Mendel'schen Regel, der Unabhängigkeitsregel, werden zwei Ratten der F1-Generation miteinander gekreuzt. Diese Ratten sind jeweils heterozygot gegenüber den beiden unabhängig vererbten Merkmalen: Fellfarbe und Augenfarbe. Beide Merkmale werden dominant-rezessiv vererbt, wobei die Fellfarbe dunkelgrau dominant gegenüber der rezessiven Fellfarbe weiß ist; und die Augenfarbe schwarz dominant gegenüber der rezessiven Augenfarbe rot. Beide Ratten sind dunkelgrau mit schwarzen Augen. Mit welcher Wahrscheinlichkeit werden die Individuen in der F2-Generation dieser beiden Ratten auch wieder beide dominanten Merkmale dunkelgraue Fellfarbe und schwarze Augen haben?

    (a) 6,25 %

    (b) 18,75 %

    (c) 25,0 %

    (d) 37,5 %

    (e) 56,25 %

50. Woraus besteht der Energieträger ATP unserer menschlichen Zelle?

    (a) Adenin + Ribose + 3 Phosphate

    (b) Adenin + Desoxyribose + 2 Phosphate

    (c) Adrenalin + Ribose + 3 Phosphate

    (d) Adrenalin + Desoxyribose + 2 Phosphate

    (e) Adenin + Glucose + 2 Phosphate

51. Wie verändert sich die Frequenz eines Federpendels, wenn seine Federkonstante sich verdoppelt und die an der Feder hängende Masse halbiert?

    (a) Sie bleibt unverändert, da sich diese Änderungen gegenseitig aufheben.

    (b) Sie wird um den Faktor $\sqrt{2}$ größer.

    (c) Sie wird um den Faktor zwei kleiner.

    (d) Sie wird um den Faktor vier größer.

    (e) Sie verdoppelt sich.

52. Welche Masse an 40 °C warmem Wasser muss man zu 20 kg 20 °C kaltem Wasser beimischen, um eine Mischung mit einer Endtemperatur von 36 °C zu bekommen?

    (a) 20 kg

    (b) 80 kg

    (c) 4000 g

    (d) 60 kg

    (e) 10 kg

53. Welches der angegebenen Paare zeigt die stärkste Wechselwirkung?

    (a) Benzol-Pentan

    (b) Methanol-Ethanol

    (c) Aceton-Ether

    (d) Nitrat-Wasser

    (e) Sauerstoff-Wasser

54. Welche Spannung liegt in einem Schaltkreis an, wenn durch einen Widerstand von 100 Ω ein Strom von 2 mA fließt?

    (a) 2 V

    (b) 200 V

    (c) 50 kV

    (d) 0,2 V

    (e) 50 V

55. Welche der folgenden Reaktionen ist keine Redoxreaktion?
   (a) $H_2 + I_2 \longrightarrow 2HI$
   (b) $NH_4Cl + NaOH \longrightarrow NH_3 + NaCl + H_2O$
   (c) $2NO + O_2 \longrightarrow 2NO_2$
   (d) $C_2H_5OH \longrightarrow CH_3CHO + H_2$
   (e) $Fe^{2+} + Mg \longrightarrow Fe + Mg^{2+}$

56. Welche 4 Elemente sind immer Bestandteile von Proteinen?
   (a) Iod, Fluor, Eisen und Sauerstoff
   (b) Wasserstoff, Sauerstoff, Kohlenstoff und Stickstoff
   (c) Kalium, Natrium, Kohlenstoff und Sauerstoff
   (d) Lithium, Wasserstoff, Sauerstoff und Kohlenstoff
   (e) Natrium, Magnesium, Sauerstoff und Stickstoff

57. Die Reaktion, bei der aus einem Ester eine Carbonsäure und ein Alkohol entsteht, ist eine
   (a) Isomerisierung
   (b) Eliminierung
   (c) Addition
   (d) Hydrolyse
   (e) Kondensation

58. Gegeben sei eine Lösung ($V = 250\,\text{mL}$), die Natrium- und Aluminium-Ionen mit einer Konzentration von jeweils 0,5 mol/L enthält. Wieviel mol Sulfat-Ionen enthält die Lösung, wenn keine weiteren Ionen in der Lösung vorhanden sind?
   (a) 1 mol
   (b) 0,25 mol
   (c) 4 mol
   (d) 0,5 mol
   (e) 0,1 mol

59. Die Verbindung $CH_3CH_2NHCH_2CH_2CH_3$ ist ein:
   (a) Primäres Amin
   (b) Sekundäres Amin
   (c) Tertiäres Amin
   (d) Amid
   (e) Quartäres Amin

60. In welcher Drüse wird das menschliche Insulin synthetisiert?
   (a) Schilddrüse
   (b) Nebennierenrinde
   (c) Bauchspeicheldrüse
   (d) Ovarien oder Hoden
   (e) Epiphyse

61. Calcium hat im zweifach positiv geladenen Zustand so viele Elektronen wie Argon, das die Ordnungszahl 18 hat. Welche Elektronenkonfiguration hat Calcium im neutralen Zustand?
   (a) $1s^2\ 2s^2\ 2p^6\ 3s^2\ 3p^8$
   (b) $1s^2\ 2p^6\ 3d^{10}\ 4f^2$
   (c) $1s^2\ 2s^2\ 2p^6\ 3s^2\ 3p^6$
   (d) $1s^2\ 2s^2\ 2p^6\ 3s^2\ 3p^6\ 4s^2$
   (e) $1s^2\ 2s^2\ 2p^6\ 3s^2\ 3p^6\ 3d^2$

62. Wieviele asymmetrische C-Atome enthält die folgende Verbindung?

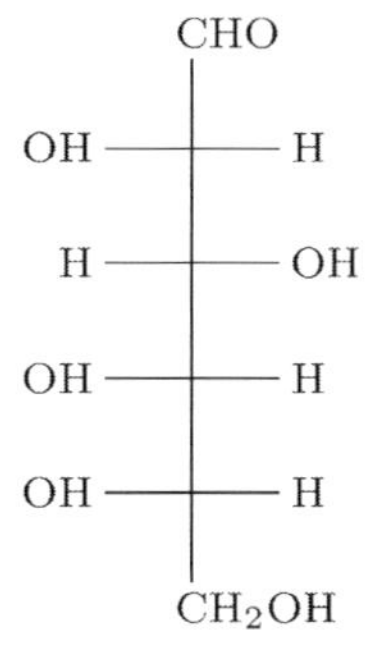

(a) 1

(b) 2

(c) 3

(d) 4

(e) 5

63. Mit welcher Frequenz dreht sich der Reifen (d = 60 cm) eines mit einer Geschwindigkeit von 72 km/h fahrenden Wagens?

(a) ca. 110 Hz

(b) ca. 9 Hz

(c) ca. 11 Hz

(d) ca. 22 Hz

(e) ca. 18 Hz

64. Welche der folgenden Vorgänge ist mit einer chemischen Änderung verbunden?

(a) Destillation.

(b) Schmelzen.

(c) Filtration.

(d) Verbrennung.

(e) Zentrifugation.

65. Welches der folgenden Puffer-Systeme ergibt bei gleicher Mischung aus Säure und Salz einen Puffer mit der besten Pufferwirkung bei $pH = 5$?

(a) Acetat-Puffer: pK_S =4,8

(b) Phosphat-Puffer: pK_S =7

(c) Bicarbonat-Puffer: pK_S =6

(d) Ammonium-Puffer: pK_S =9

(e) Protein-Puffer: pK_S =8

66. Woraus besteht ein Nukleotid?

(a) Zucker und Base

(b) Zucker und Aminosäure

(c) Base und Aminosäure

(d) Zucker und Base und Phosphat

(e) Aminosäure und Base und Phosphat

67. Welche der folgenden Aussagen über Proteine ist falsch?

(a) Nicht jedes Protein hat eine Quartärstruktur.

(b) Die Tertiärstruktur gibt die 3-dimensionale Struktur der Proteinkette an.

(c) Die Aminosäuren werden durch die Peptid-Bindung miteinander verknüpft.

(d) Die Sekundärstruktur gibt die Reihenfolge der Atome in der Hauptkette an.

(e) Die Quartärstruktur gibt die räumliche Anordnung mehrerer Proteinketten zu einander an.

68. Welches der folgenden Paare stellt ein konjugiertes Säure-Base-Paar nach Brönsted dar?

  (a) $HCl/CaCl_2$

  (b) HNO_3/HNO_2

  (c) H_2O/OH^-

  (d) H_2CO_3/CO_2

  (e) H_2SO_4/SO_4^{2-}

69. Welche der folgenden Reaktionen führt zu einem chiralen Produkt?

  (a) Hydrierung von 2-Butanon.

  (b) Oxidation von Octanal.

  (c) Hydrierung von Propanon.

  (d) Dehydratisierung von 2-Pentanol.

  (e) Kondensation von Essigsäure mit Butanol.

70. Welche Stoffmenge an Ammoniumsulfat muss in 250 mL einer Lösung vorliegen, damit eine Kationen-Konzentration von 0,8 mol/L vorliegt?

  (a) 0,2 mol

  (b) 0,4 mol

  (c) 0,1 mol

  (d) 0,8 mol

  (e) 0,6 mol

71. Die Hydrierung von 0,25 mol einer einfach ungesättigten Fettsäure ...

  (a) ergibt 0,25 mol einer zweifach ungesättigte Fettsäure.

  (b) ist eine Eliminierungsreaktion.

  (c) ist eine Oxidation der Fettsäure.

  (d) verbraucht 0,5 mol Wasserstoff-Atome.

  (e) ergibt 0,25 mol Ester.

72. Wie groß ist der Durchmesser eines 3 kg schweren Zylinders, der auf der kreisförmigen Grundfläche aufgestellt einen Druck von 400 kPa ausübt?

  (a) 1 cm

  (b) 10^{-2} cm

  (c) 10^{-4} m

  (d) $4 \cdot 10^{-2}$ m

  (e) $40 \cdot 10^{-2}$ m

73. Welches Syndrom wird mit der folgenden Nomenklatur beschrieben: 45,X0 ?

  (a) Down-Syndrom

  (b) Klinefelter-Syndrom

  (c) Edwards-Syndrom

  (d) Turner-Syndrom

  (e) Pätau-Syndrom

74. Welche Spannung liegt an einem elektrischen Schaltkreis an, der drei parallel geschaltete gleichohmige Widerstände enthält und an jedem einzelnen Widerstand eine Spannung von 60 V anliegt?

  (a) 20 V

  (b) 60 V

  (c) 180 V

  (d) 10 V

  (e) 0 V

75. Die atomare Masseneinheit u beträgt $1{,}66 \cdot 10^{-27}$ kg. Wieviel kg wiegt in etwa ein Atom, das eine relative Atommasse von 4 u hat?

  (a) $6{,}6 \cdot 10^{-27}$ kg

  (b) $1{,}66 \cdot 10^{-27}$ kg

  (c) 1 mol

  (d) 6,6 kg

  (e) 4 kg

76. Welche der folgenden Verbindungen ist nicht linear?

    (a) NO_2

    (b) CO_2

    (c) C_2H_2

    (d) $C_{10}H_2$

    (e) BeF_2

77. Wie lautet die erste Ableitung der Funktion $f(s) = a \cdot s \cdot x^2 + \frac{x^3}{as} - cos(4asx + b)$?

    (a) $f'(s) = a \cdot x^2 - \frac{x^3}{as^2} - 4ax \cdot sin(4asx + b)$

    (b) $f'(s) = 2ax - \frac{3x^2}{as} + 4as \cdot sin(4asx + b)$

    (c) $f'(s) = 2ax - \frac{3x^2}{as} - 4as \cdot sin(4asx + b)$

    (d) $f'(s) = a \cdot x^2 - \frac{x^3}{as^2} + 4ax \cdot sin(4asx + b)$

    (e) $f'(s) = a \cdot x^2 - \frac{x^3}{as^2} + sin(4asx + b)$

78. Wieviele Wasserstoffatome gibt es in 0,2 mol Ammoniak?

    (a) $1{,}5 \cdot 10^{24}$

    (b) $3{,}6 \cdot 10^{23}$

    (c) $7{,}2 \cdot 10^{23}$

    (d) $3{,}6 \cdot 10^{22}$

    (e) $1{,}8 \cdot 10^{22}$

79. Wie groß ist a, wenn $27^{\frac{4}{3}} = a$?

    (a) 81

    (b) 36

    (c) 144

    (d) 90

    (e) 57

80. Wofür wird die Klonierung nicht genutzt?

    (a) Herstellung von genetisch modifizierten Lebensmitteln

    (b) Herstellung von Hormonen

    (c) Untersuchung von Proteinen

    (d) Herstellung von Medikamenten

    (e) Entstehung eines genetisch identischen Individuums

8. Lösungen Testsimulation IV

1. e	21. d	41. c	61. d
2. e	22. e	42. c	62. d
3. b	23. d	43. d	63. c
4. b	24. c	44. c	64. d
5. b	25. c	45. d	65. a
6. d	26. d	46. c	66. d
7. c	27. a	47. a	67. d
8. d	28. d	48. b	68. c
9. b	29. d	49. e	69. a
10. e	30. b	50. a	70. c
11. e	31. b	51. e	71. d
12. e	32. a	52. b	72. a
13. d	33. b	53. d	73. d
14. e	34. d	54. d	74. b
15. e	35. c	55. b	75. a
16. c	36. c	56. b	76. a
17. e	37. c	57. d	77. d
18. a	38. e	58. b	78. b
19. a	39. e	59. b	79. a
20. b	40. a	60. c	80. e

Druck:
Canon Deutschland Business Services GmbH
im Auftrag der KNV-Gruppe
Ferdinand-Jühlke-Str. 7
99095 Erfurt